万能！薬膳たれ

新開ミヤ子 薬膳料理研究家
薬日本堂 監修

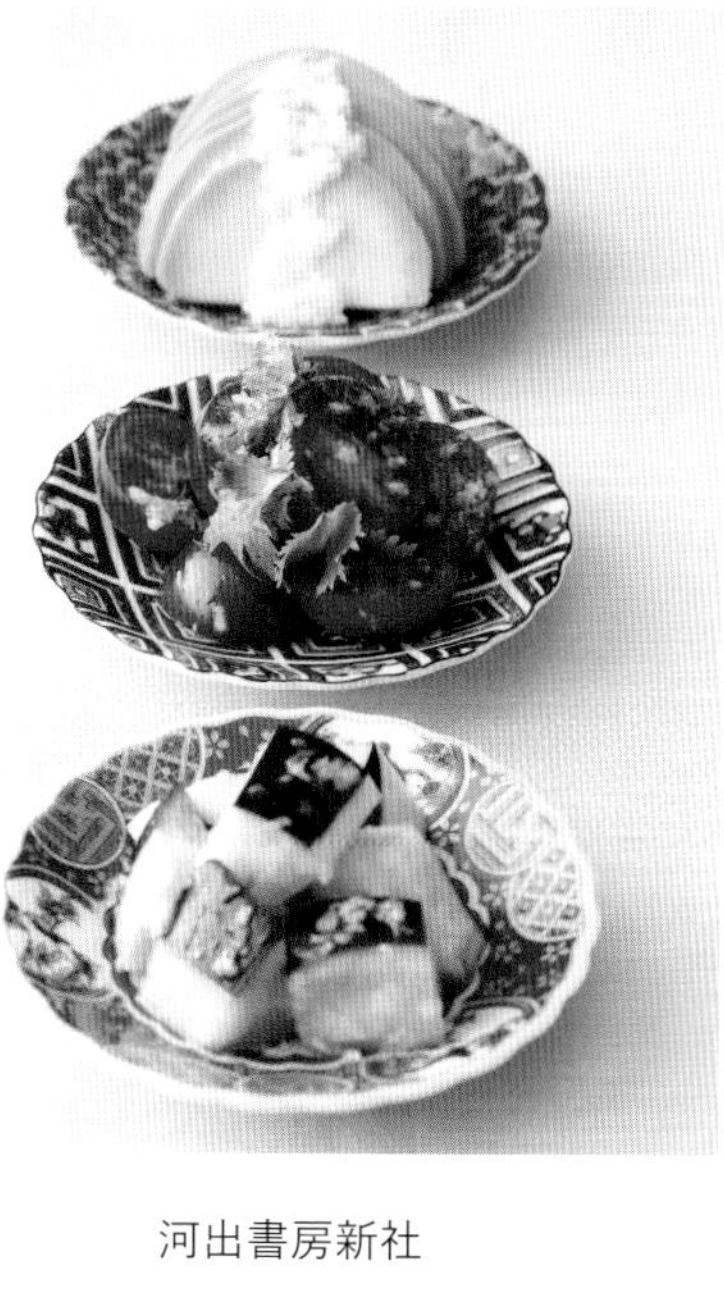

河出書房新社

薬膳たれは
からだの不調をやさしく改善し、
忙しい毎日の食事作りを助けてくれます。

薬膳料理を学び、料理サロンを続けてきた15年間、
たくさん生まれてきた私のレシピのなかで、
いちばんの宝物といってもいいのが「薬膳たれ」です。
母から受け継いだ「秘伝・焼肉のたれ」、
どんな食材もおいしくしてくれる「旨辛香味だれ」などなど、
ご紹介する9つのたれは、どれもおいしく食欲をそそり、
からだを温めて元気をつけてくれるものです。

うちに帰って冷蔵庫にあるものだけで食事を作らなくちゃ……、
というときに薬膳たれがひとつあれば料理はすぐに完成します。
手作りの味は、きっと疲れたこころとからだをいやしてくれるでしょう。
それぞれのたれで作るアレンジレシピをごらんください。
たれのおかげで、みんな時短でかんたんに作れ、味は本格派！

9つのたれのなかからお気に入りを見つけて作り置きし、
健康なときは食べたいもの、
不調があるときは不調に合うものを作って楽しんでください。

新開ミヤ子

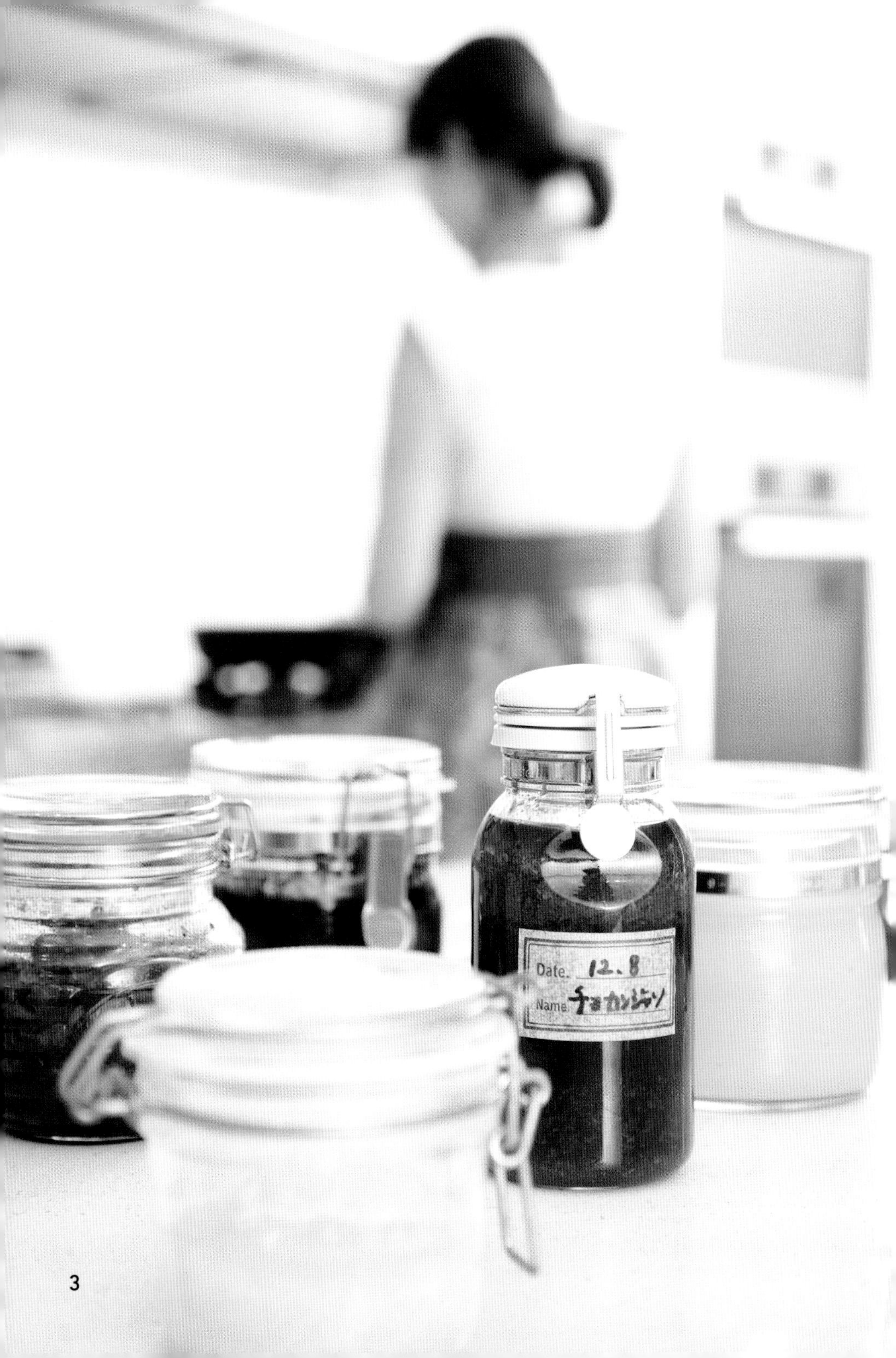
Date. 12.8
Name. チョカンジャン

Contents

Part 1 ここがすごい！薬膳たれ

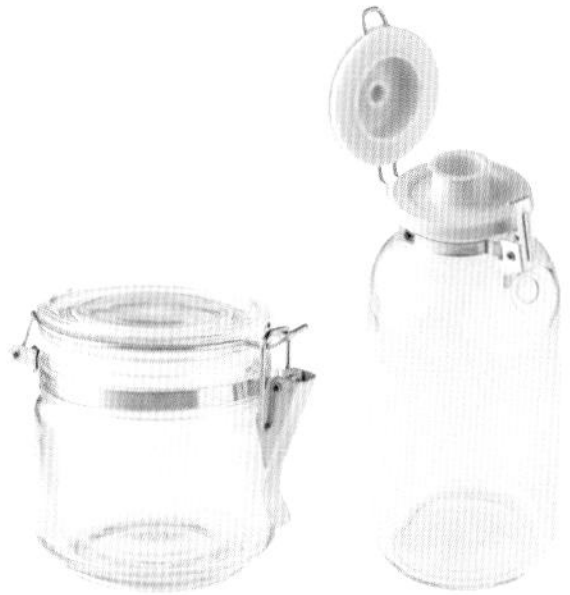

Part 2 とっておき薬膳たれ9種とかんたん美味レシピ

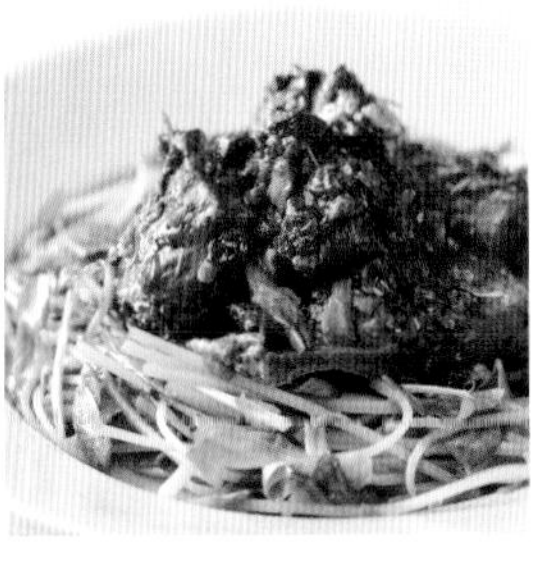

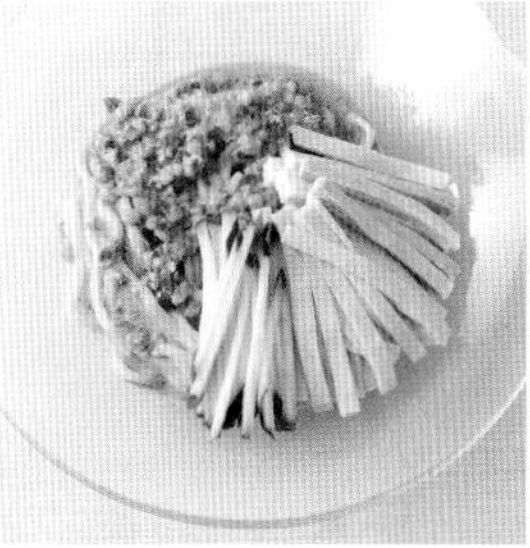

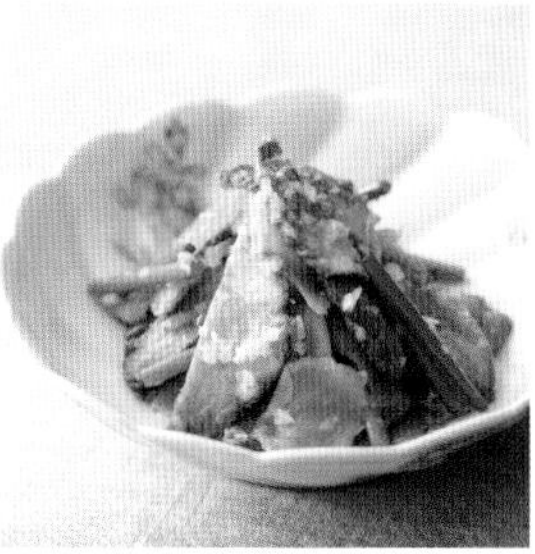

Contents

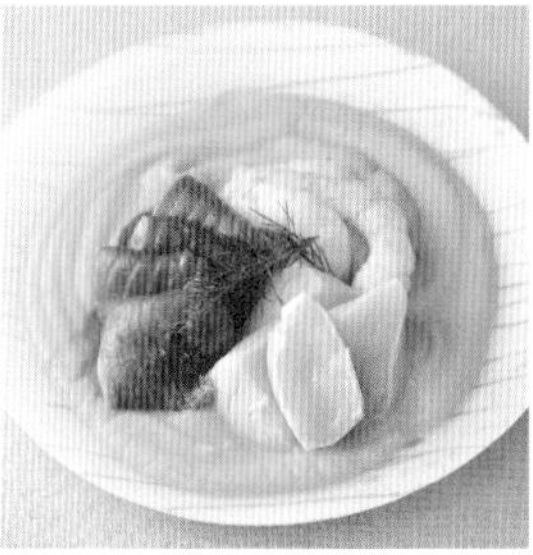

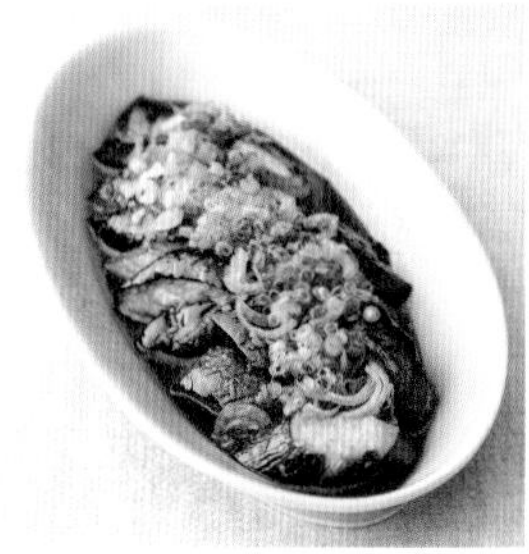

この本では

- 大さじ1は15cc、小さじ1は5ccです。
- 電子レンジは600Wを使用しています。
- 加熱時間は、機器の種類などにより変わりますので、記載された時間は目安とし、ようすをみて加減してください。
- たれの分量は、作りやすい分量になっています。味が濃いめで冷蔵保存できますので、最初はレシピの分量で作ってみてください。
- ご紹介したレシピは、からだの不調改善に役立つものですが、食べても改善傾向にならないときは医師の診察を受けることをおすすめします。

Part 1

ここがすごい！
薬膳たれ

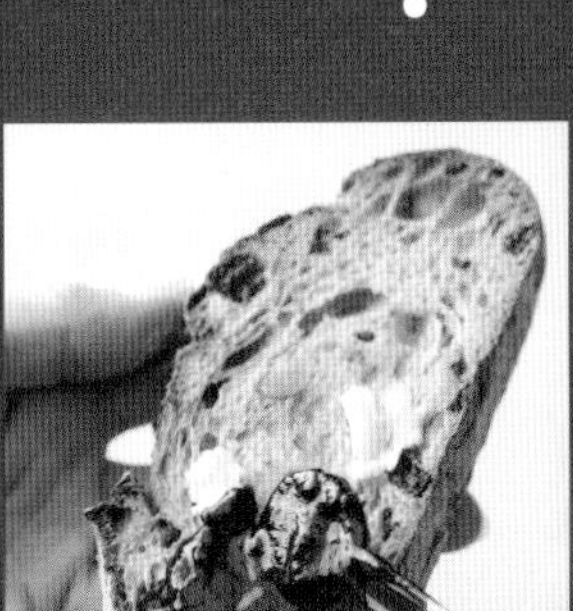

薬膳たれ　作っておくといいこと５つ

薬膳たれを作り置きすると５つのいいことがあります。

時間に余裕があるときは「今日は薬膳たれを作る日」と決めて、ぜひ作ってみてください。

1 からだを温めて全身の巡りをよくします。

調味料・香辛料・香味野菜など薬膳たれの材料は、それぞれパワーをもつ食材です。とくに、からだを温めて冷えをとり、全身の巡りをよくするものが多く使われています。

2 ワンステップで本格的な味わいが完成！

薬膳たれさえあれば、調理はかけるだけ・和えるだけ・煮るだけ・炒めるだけのワンステップでＯＫ。あまりにも簡単に、本格的な料理ができ上がります。

3 シンプルな料理がお店みたいなごちそうに！

薬膳たれは、甘辛酸味のバランスはもちろん、コク・香り・旨み・食感も申し分なし！　パワフルなたれは、シンプルな食材や調理をプロ級のおいしさに仕上げてくれます。

4 市販のたれと違って味の調整ができます。

市販のたれは、甘みや酸味などを加えても、なかなかなじみませんが、手作りの薬膳たれは大丈夫。味をみながら調味料を加減して好みに近づけることができます。

5 保存がきくから毎日の食事作りがラク！

薬膳たれの保存期間は、1～6カ月。一度がんばって作っておけば、しばらくの間は食事作りがとてもラクになります。薬膳たれのない生活には戻れません。

からだの不調と7つのアイコン

薬膳たれを使ったアレンジレシピについているマークは、それぞれからだの不調を表しています。こんな不調があるときはコレを食べるといいですよ、というマークです。

腸活

便秘、お腹の張り、肌荒れ、体重増加が気になる。

むくみ

むくみやすい、重だるさ、咳、痰、喉の詰まり、下痢・軟便が気になる。

乾燥

肌や髪の乾燥、多汗、吐き気、痰、乾燥による便秘、寝汗、喉の渇き、から咳が気になる。

胃弱

胃が弱い、食欲不振、消化不良、胃もたれ、悪心嘔吐が気になる。

ストレス

ストレスを感じる、イライラ、不眠、不安、多夢、喉の詰まり、ため息が気になる。

疲労

疲労を感じる、無気力、息切れ、眠け、めまい、立ちくらみが気になる。

冷え

冷え、寒気、風邪をひきやすい、腹痛、血行不良、肩こり、腰痛が気になる。

薬膳たれはごく普通の材料で作れます！

〝薬膳〟といっても、特別な材料はなにも必要ありません。家庭にあるもの、一般的に買えるものだけで作ることができます。ごく普通の調味料、香味野菜などにも、すべて薬膳的な作用や働きがあり、不調の改善に役立ってくれるのです。

基本調味料

しょうゆ

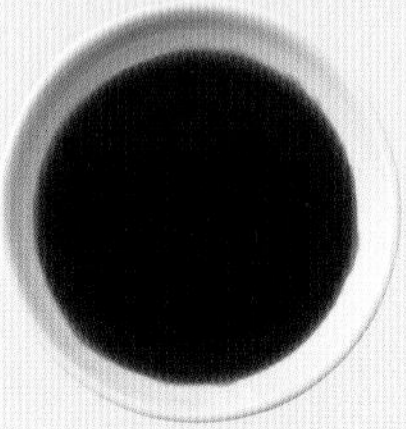

【薬膳作用】イライラ緩和や解毒作用があり、胃に働きかける。

濃い口しょうゆを使います。おすすめは、丸大豆しょうゆ。大豆をじっくり発酵させたものがいいでしょう。

黒砂糖

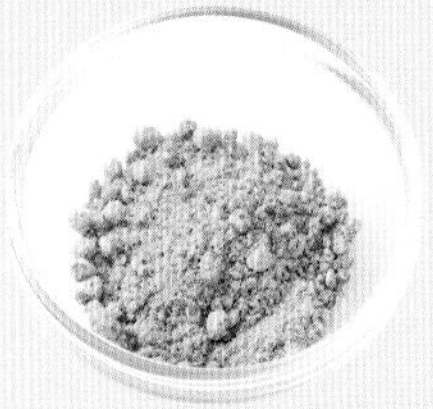

【薬膳作用】からだを温め、胃の働きや血行をよくする。

板状やかたまりタイプより、粉末がおすすめ。ほかの調味料になじんで溶けやすく、少しだけ足すときに便利。レシピの「砂糖」は「きび砂糖」を使っています。

みりん

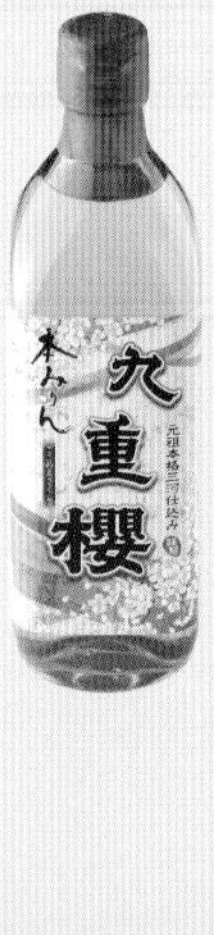

【薬膳作用】からだを温め、胃の働きをよくする。

本みりんがおすすめです。愛用しているのは「九重櫻」。甘みだけでなく旨みも強く、たれの味に奥行きが出ます。

酢

【薬膳作用】からだを温めて血行をよくし、胃に働きかける。

米酢がおすすめです。愛用している「千鳥酢」は酸味がまろやかでツンとしません。

塩

【薬膳作用】余分な熱を冷まし、解毒作用がある。

お好みの塩でOKですが、おいしいと思う天然塩がおすすめ。韓国産の「天日塩」を常用しています。

黒酢

【薬膳作用】酢と同じ作用のほか、豊富なアミノ酸で疲労回復にも。

愛用しているのは「8年熟成恒順香醋」。糯米玄米と麹のみを原料に、壷で長期熟成させているので天然アミノ酸を豊富に含み、豊かな味わいです。

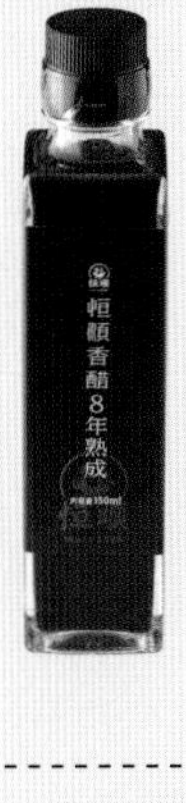

酒

【薬膳作用】からだを温めて血行をよくし、胃に働きかける。

添加物がない純米酒がおすすめ。愛用しているのは「純米料理酒 蔵の素」。料理酒ですが飲んでもおいしい日本酒です。

ごま油／太白ごま油

【薬膳作用】からだを潤して便秘や肌の乾燥を改善する。

ごま油は、風味の濃いタイプと淡白なタイプを使い分けています。濃いタイプは「九鬼芳醇胡麻油」淡白タイプは「マルホン太白胡麻油」です。

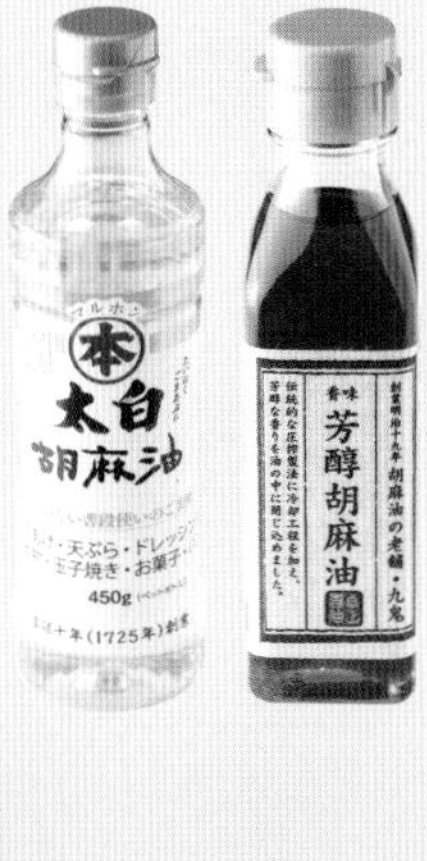

香味野菜・フルーツ

にんにく

【薬膳作用】からだを温める力が強く、胃の働きをよくし、免疫力を高める。

にんにくはよく乾燥したものを選び、芽があればとりましょう。時間のあるときにすりおろしやみじん切りにして小分け冷凍しておくと長もちします。

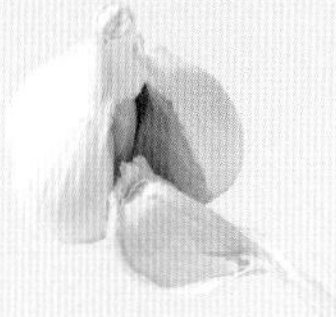

しょうが

【薬膳作用】からだを温めて冷えを散らし、食欲不振を改善する。

切り口の色がきれいでみずみずしいものがおすすめ。使いきれないときは、キッチンペーパーに包んでラップに包み、冷蔵保存しましょう。

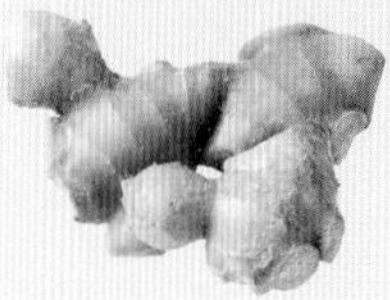

玉ねぎ

【薬膳作用】からだを温めて血行をよくし、胃の不調を緩和する。

皮が乾燥していてツヤがあるものが良質です。形は扁平よりも球形がおすすめです。保存は冬は風通しのよい場所で常温、夏場は紙に包んで野菜室に。

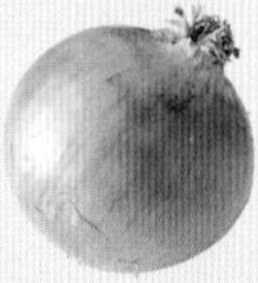

ねぎ

【薬膳作用】からだを温めて冷えを散らし、風邪の症状を緩和する。

長ねぎ、小ねぎともに、ピンと張りがあり、みずみずしいものを選びましょう。小ねぎは保存があまりきかないですが、使いきれないときは根元と先端を切って紙に包み、野菜室におきましょう。

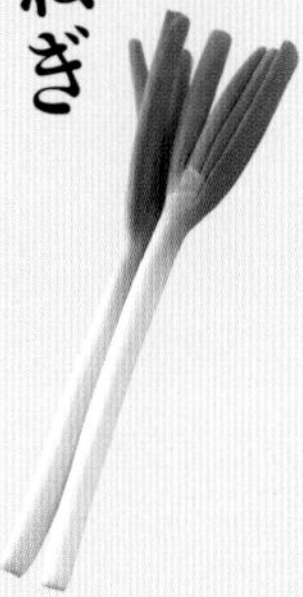

りんご

【薬膳作用】からだの乾燥を潤し、胃腸の働きをよくする。

ふじ、サンふじなど、硬めでしっかり甘酸っぱさのあるものがおすすめです。

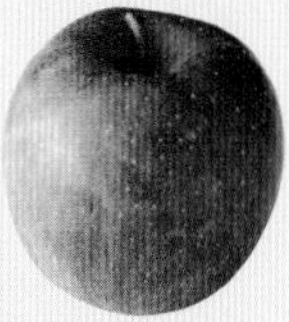

にんじん

【薬膳作用】からだの乾燥を潤し、胃の不調や貧血の改善を助ける。

「キャロットオニオンソース」には、風味のしっかりしたオーガニックのにんじんがおすすめです。

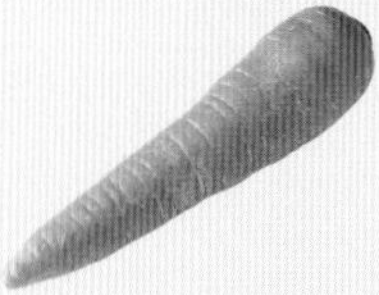

スパイス・薬味

粉唐辛子

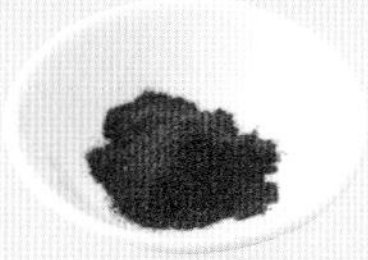

【薬膳作用】からだを温める力が強く、冷えを散らす。食欲不振を改善する。

韓国産の細挽き粉唐辛子を使っています。ない場合は一味唐辛子で代用可能ですが、辛さを確認してから使う量を加減してください。

八角

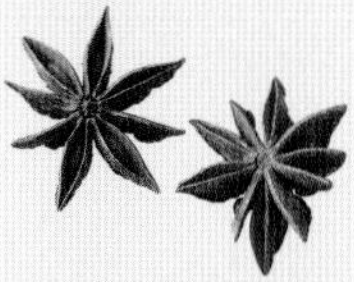

【薬膳作用】からだを温めて冷えを散らし、ストレスによる不調緩和を助ける。

独特の香りが魅力のスパイス。「薬膳ラー油」は、これが入らないと味が決まりません。また、香りが似ているものに小茴香（フェンネルシード）があります。

花椒

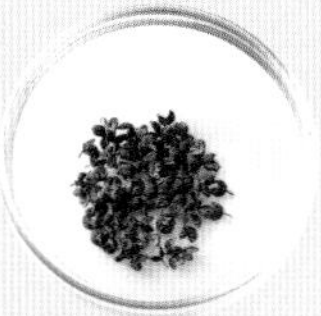

【薬膳作用】からだを温める力が強く、冷えを散らす。消化不良を改善する。

中国山椒ともよばれます。ピリピリした刺激があり、香りも豊か。入れすぎには注意しましょう。

すり白ごま

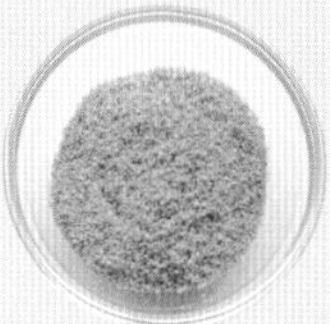

【薬膳作用】からだの乾燥を潤し、乾燥による便秘・肌荒れなどを改善する。

ごまは皮が硬いので、半ずりにして使うのがおすすめ。いりごまより、風味もよく、栄養も吸収しやすいです。

カシューナッツ

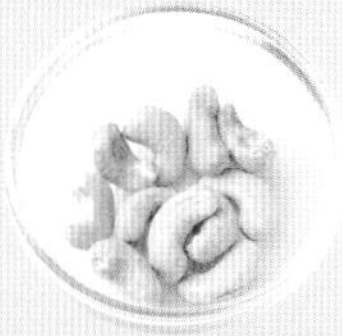

【薬膳作用】疲労回復を助け、イライラや不眠症状の緩和に役立つ。

選ぶときは、素焼き（ロースト）の無塩タイプを。おつまみ用に味つけしたものは向きません。

豆板醤

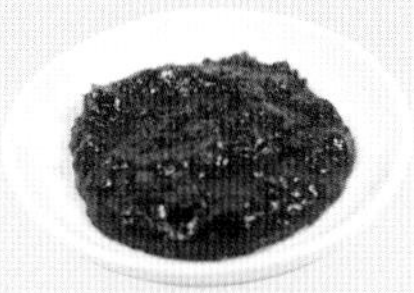

【薬膳作用】からだを温め、食欲を増進させる。

空豆に塩、赤唐辛子、こうじなどを加えて発酵させた辛み調味料。辛さと塩気が強いので、お好みで量を加減するとよいでしょう。

旨み材料

干し貝柱

【薬膳作用】消化不良改善と疲れ・ストレスの緩和を助ける。

干し貝柱は、一般的には丸ごとや割れたものですが、たれには細かく割いたタイプがおすすめです。

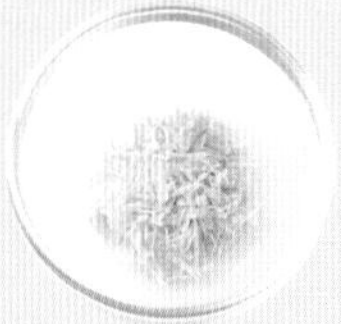

干しえび

【薬膳作用】からだを温めて足腰の冷えを散らし、食欲不振を改善する。

国産の無着色干しえびを愛用しています。殻つきのえびをゆでてから干したもので、生のまま干した桜えびとは違います。

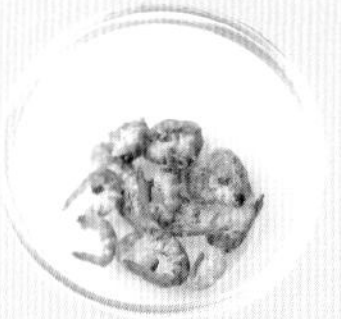

チキンスープ

【薬膳作用】鶏肉はからだを温め、疲労や体力低下を改善する。

たれだけでなく、いろいろな料理に活躍させている「秋川牧園のとりがらスープ（冷凍）」。鶏と塩だけで作られ、小分けになっているのも便利です。

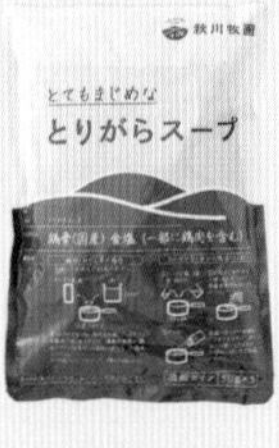

豆豉

【薬膳作用】胃に働きかけて食欲不振などを改善する。からだを冷やすので発熱にもよい。

黒豆に塩を加えて発酵させたもので、旨みが強く、コクが出ます。

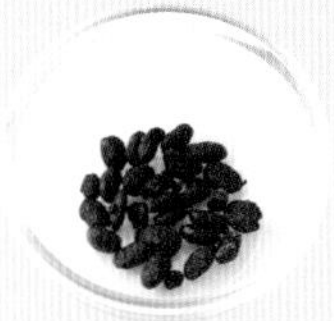

オイスターソース

【薬膳作用】かきはからだを潤して貧血の改善を助ける。

化学調味料不使用のものを愛用しています。かきの風味が濃いので少量でも味が決まります。

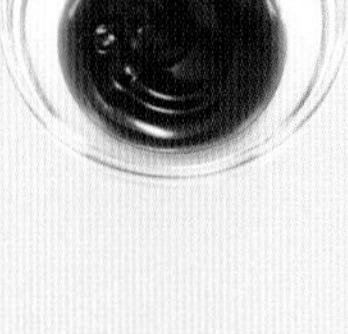

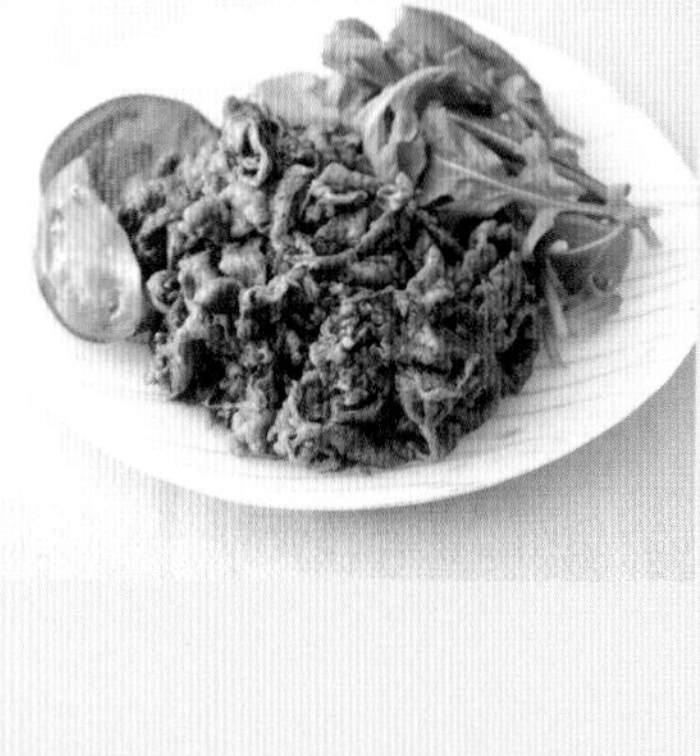

濃厚調味料

はちみつ

【薬膳作用】からだの乾燥を潤し、乾燥による便秘・肌荒れ・から咳を改善する。

砂糖やみりんとは違う濃厚な甘みづけに使います。あまり香りが強くなく、なめらかなものが使いやすいでしょう。

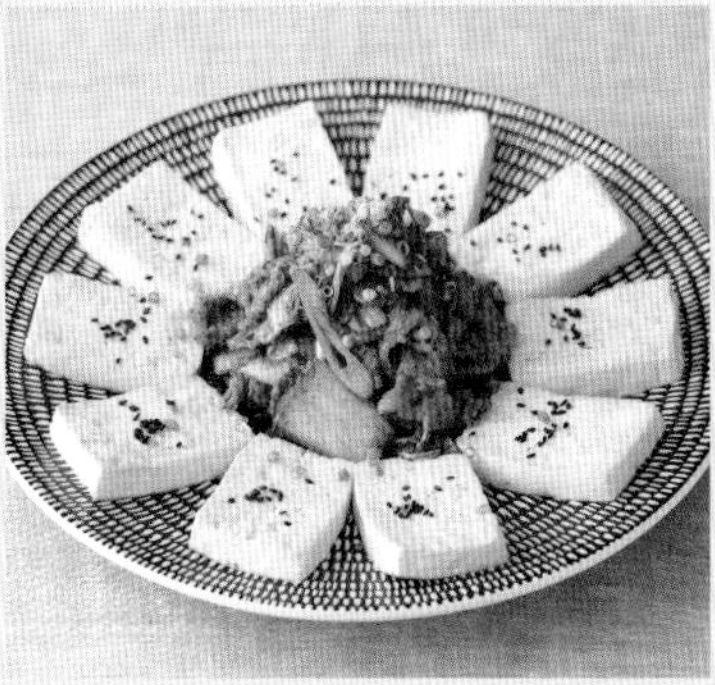

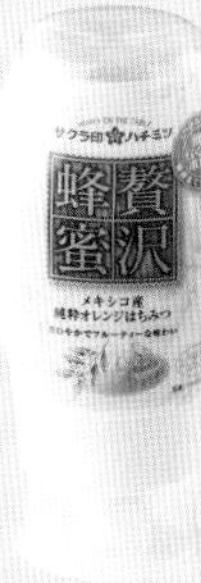

甜麺醤

【薬膳作用】からだを温めて血行をよくする。

本来は小麦粉を発酵させたもので、独特の甘みとコクがあります。いろいろなものが出回っているので、好みのものを見つけましょう。

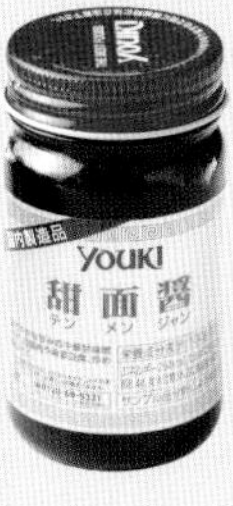

白練りごま

【薬膳作用】からだの乾燥を潤し、乾燥による便秘・肌荒れなどを改善する。

なめらかなクリーム状で風味がよいものを選びましょう。愛用しているのは「大村屋　絹こし胡麻」です。

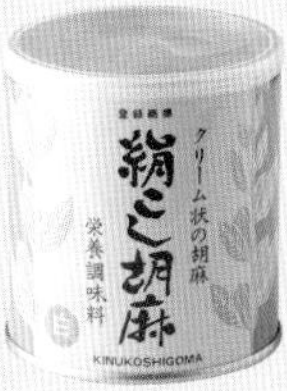

白みそ

【薬膳作用】からだを温めて血行をよくする。

西京みそともよばれるもので、大豆に米麹を多く使って作るみそです。原料をみて甘味料などが添加されていないものを選びましょう。

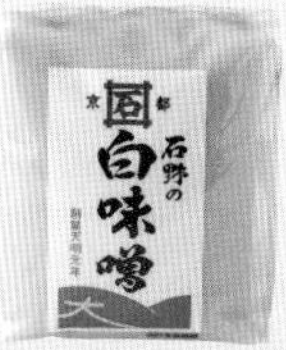

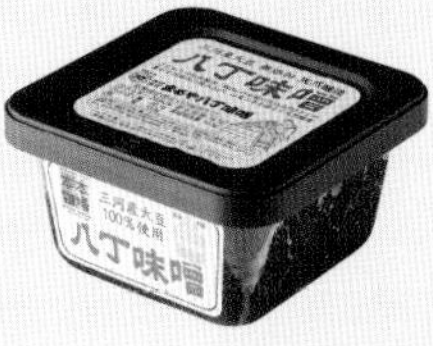

豆みそ

【薬膳作用】からだを温めて血行をよくする。

大豆と塩だけで作られる色の濃い硬いみそ。代表的な八丁みそを使っています。

※みそは熟成味が強く、そのため冷やして解毒するという説もある。

薬膳たれは保存がきいて便利です！

最大6カ月も保存ができる薬膳たれ。
上手に保存しておいしく食べきるための保存の注意点などをまとめました。

保存容器について

おすすめはガラス製で密閉できる保存容器。色や匂い移りがしにくく、油汚れが落ちやすいです。さらに耐久性も高いため、長く使用できます。

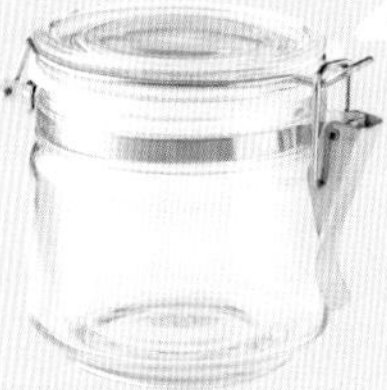

広口保存容器

濃度のあるたれ、具だくさんのたれは、取り出すときにスプーンですくうので、広口容器に保存します。

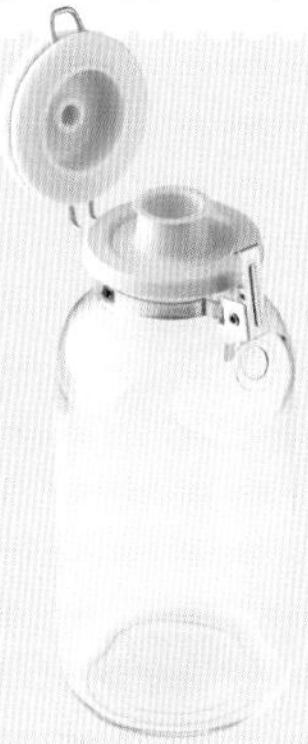

「ワンプッシュ 便利びん」
（セラーメイト）

キレのよい注ぎ口（シリコンゴム使用）なので濃度の高くないたれの保存に最適です。片手でポンと開け閉めできるストッパーつきキャップが便利。

保存の注意点

作った日付を貼る

保存容器に入れたらすぐに貼りましょう。食べきる期間の目安になります。

冷蔵庫の場所に注意

ボトルタイプの容器は、ドアポケットにしまいがちですが、これはＮＧ。ドアポケットは温度変化が大きく、開け閉めのたびにゆれるので酸化しやすいのです。なるべく冷蔵室の奥にたれの保管場所をキープしましょう。

出し入れするときの注意

冷蔵庫から出し入れするときは、なるべく手早くして温度が上がるのを防ぎましょう。また、容器から必要な分を取り出すときは、清潔なスプーンを使い、容器の口や蓋にたれがつかないよう気をつけましょう。

食べるときの注意

長期保存の際は、目でみて、匂いをかいで、少しなめてみて変化がないかどうかを確かめましょう。

Part 2

とっておき
薬膳たれ9種と
かんたん美味レシピ

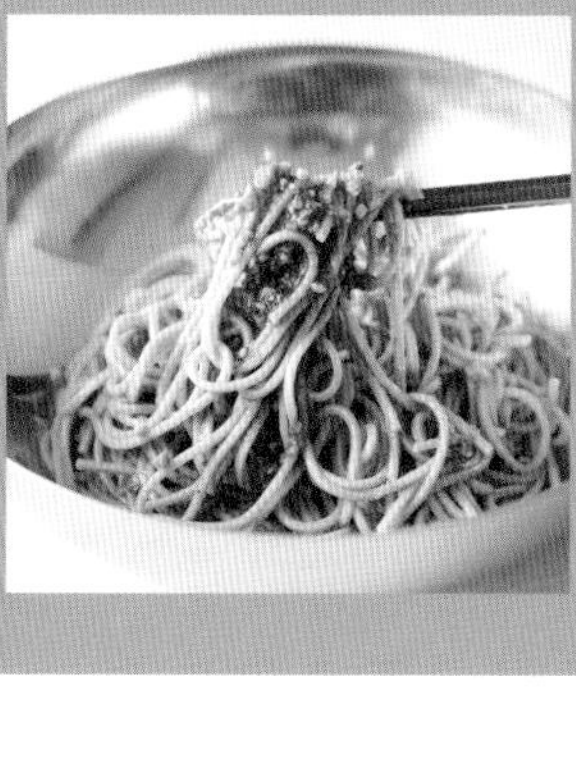

旨辛香味だれ

香りと辛みの香味油が、基本の調味料と調和してまろやかに。

どんなたれ？

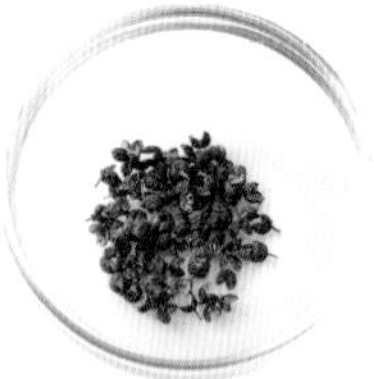

甘み、辛み、香りが合わさって生まれる奥深い味わいは、シンプルな料理をプロ級のおいしさに変身させてくれます。基本調味料を合わせて、にんにく、唐辛子、花椒など香味材料の風味をじっくり移した油を混ぜればでき上がり。なかでも酢は、甘みや旨みを引き締める大事な脇役です。

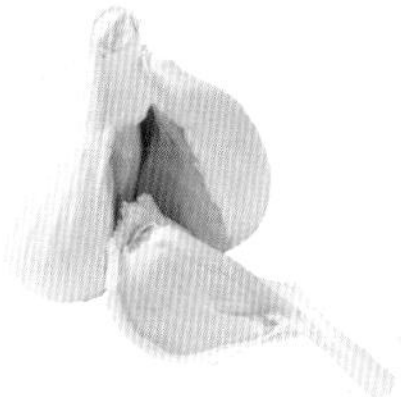

効能ポイント

香味材料（にんにく、ねぎ、花椒、唐辛子）には、からだを温めて血行をよくする作用、胃の不調を改善する作用があります。また、酢もからだを温めて血行をよくし、消化促進に役立ちます。甘みのある調味料は、疲れをいやしてからだを潤すので、食欲不振を感じるときにおすすめです。

こんな食べ方で！

豚しゃぶ、牛しゃぶ、ゆで鶏にかけたり、生野菜や温野菜のドレッシングに最適です。卵ともよく合うので、目玉焼きや卵炒めなどの仕上げにたれをからめてもおいしい。

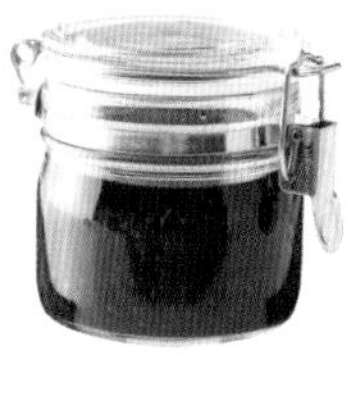

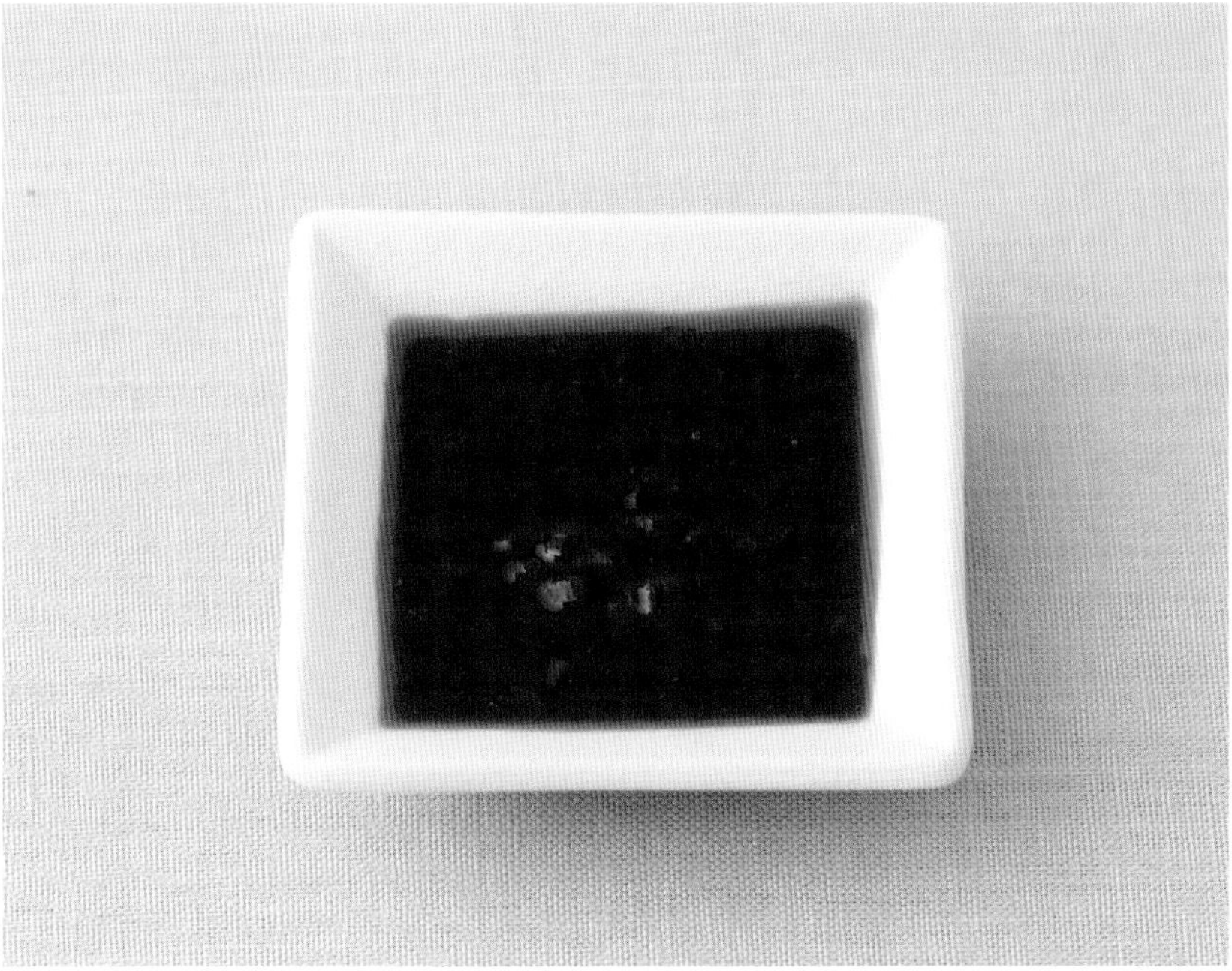

作り方

1 耐熱ボウルに**A**を合わせる。

2 小さめのフライパンに**B**のごま油、にんにくを入れて弱火で2分熱し、香りが出たら小ねぎを加え、混ぜながら1分ほど加熱する。

3 粉唐辛子を加えて1分ほど加熱し、しっかり油になじんだら花椒を混ぜ、さらに1分加熱して火を止め、**1**に加えて混ぜる。そのまま自然に冷ます。

材料

A
- 酢……大さじ2
- 砂糖……大さじ2
- オイスターソース……40g
- しょうゆ……大さじ6

B
- 太白ごま油……大さじ4
- にんにく（みじん切り）……4片分
- 小ねぎ（小口切り）……5本分
- 粉唐辛子（細挽き、一味唐辛子でも）……大さじ1
- 花椒（粉）……小さじ1

保存 Memo

完全に冷めたら密閉できるガラス瓶などに入れ、冷蔵庫で保存する。
保存期間は約１カ月。

和えるだけ！牛しゃぶの生野菜添え

5分で作れるから疲れたときでも大丈夫！
たれの味と生野菜の食感も好相性。

乾燥　胃弱　疲労　冷え

材料（2人分）

牛肉（しゃぶしゃぶ用）…… 200g
お好みの生野菜 …… 各適量
※写真はルッコラ、トマト
酒 …… 大さじ1
旨辛香味だれ …… 大さじ3

作り方

1 鍋に1ℓの湯を沸かして酒を加え、再び沸騰したら牛肉を入れて火を止める。菜箸でほぐすように混ぜて肉の色が変わったらざるに上げ、水けをしっかりきる。

2 ボウルに**1**、旨辛香味だれを入れて和え、皿に盛って生野菜を添える。

※お好みでたれを添えて足しても。

Memo	添える野菜は、パック詰めのレタスやキャベツなどを使えば、洗う手間も不要でラク。牛肉とたれの効能をより高めたいなら、香りのよい青じそ、セロリなどを添えるのもおすすめ。

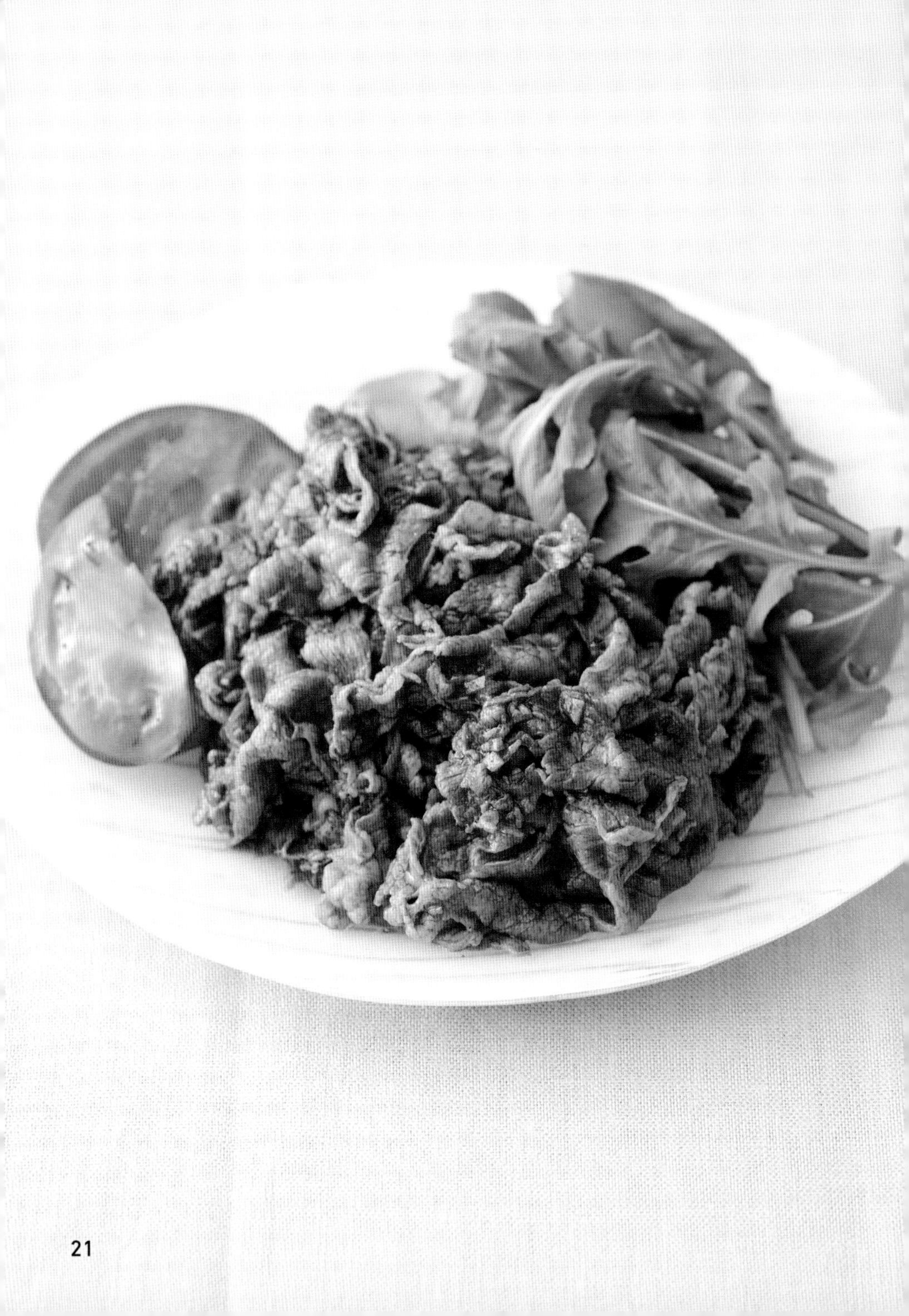

豚しゃぶのっけうどん

お手軽ランチにおすすめの超スピードメニュー。
からだを潤す豚肉で乾燥と疲れをいやしましょう。

乾燥　胃弱　疲労

材料（2人分）

冷凍うどん……2玉
豚肉（しゃぶしゃぶ用）……160g
旨辛香味だれ……大さじ2
酒……大さじ1
小ねぎ（小口切り）……適量

A
- だし（昆布、かつお節）……600cc
- 薄口しょうゆ……大さじ1と1/2
- みりん……大さじ1
- 砂糖……小さじ1

作り方

1 鍋に800ccの湯を沸かして酒を加え、再び沸騰したら豚肉を入れて火を止める。菜箸でほぐすように混ぜて肉の色が変わったらざるに上げる。水けをしっかりきってボウルに入れ、旨辛香味だれを加えて和える。

2 冷凍うどんは商品の表示通りに温める。

3 鍋に**A**を合わせて沸かし、**2**を入れてひと煮したら器に盛り、**1**をのせて小ねぎを散らす。

Memo	うどんつゆを作るのが面倒なときは、市販の麺つゆを使えば簡単。たれの味が薄くないので、つゆは少し薄味に作って。

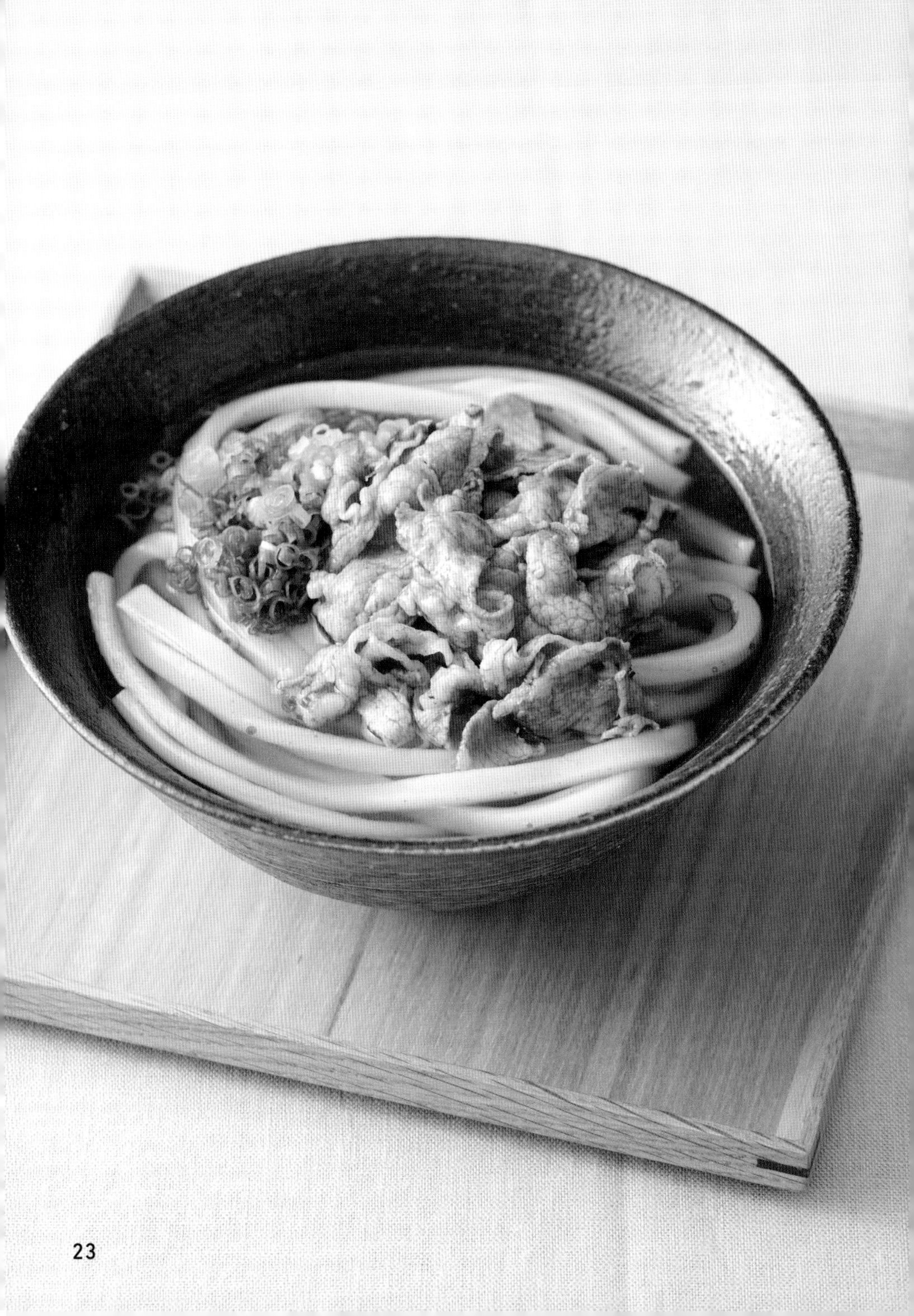

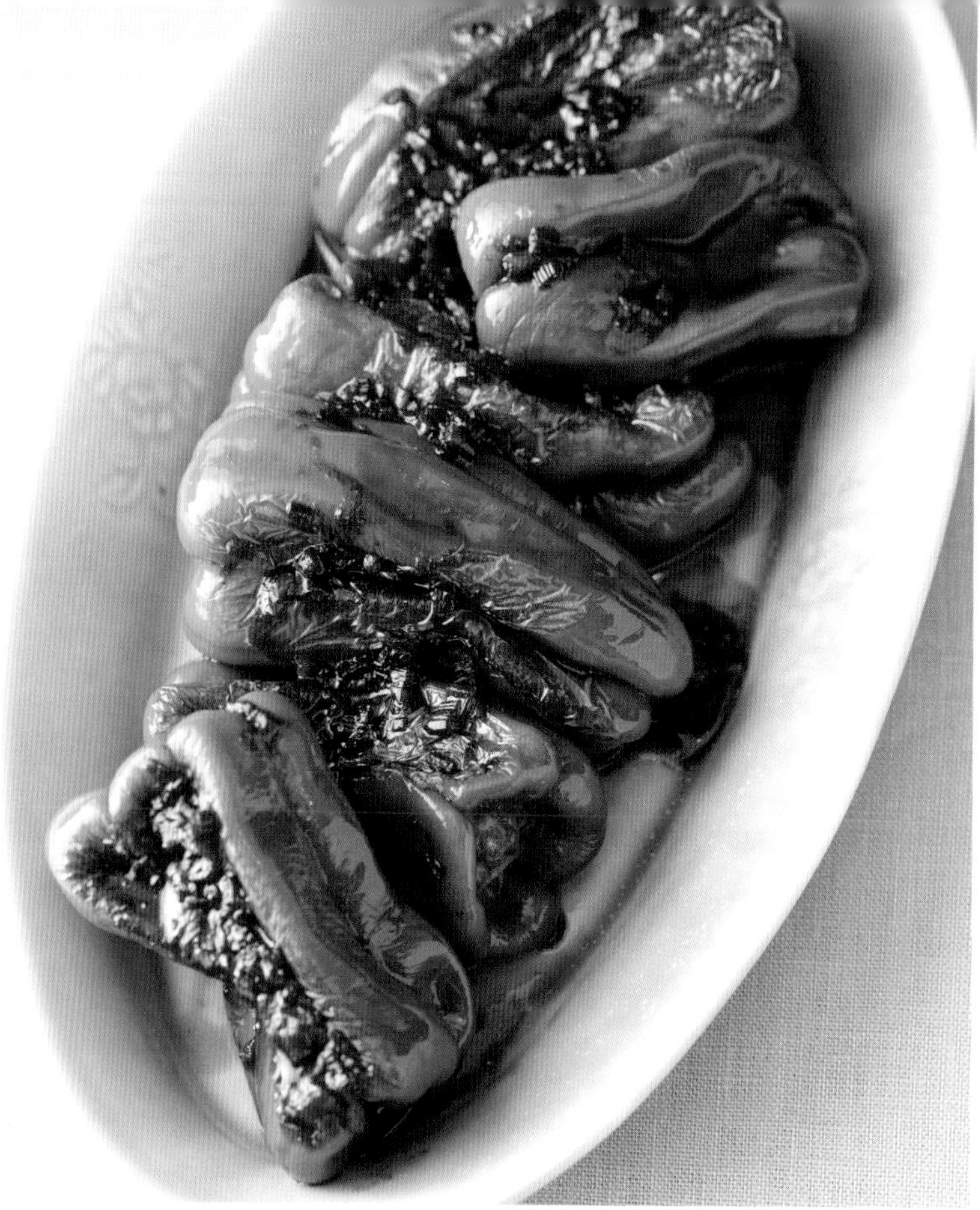

ピーマンの丸ごと焼き

加熱したたれの香ばしさがたまりません。
イライラをやわらげるピーマンでストレス発散！

胃弱　ストレス　冷え

材料（2人分）

ピーマン …… 6個
ごま油 …… 小さじ2
旨辛香味だれ …… 大さじ2

作り方

1. フライパンにごま油を入れて強中火にかけ、ピーマンを丸ごと並べ入れて焼く。両面に焼き色がついたら蓋をし、弱中火で4分ほど蒸し焼きにする。
2. ピーマンがやわらかくなったら旨辛香味だれを加えて中火にし、手早くからめて火を止める。

Memo　冷めても味がなじんでおいしいので、多めに作ってもOK。

鶏肉とカシューナッツの旨辛炒め

たれだけで味つけするのに本格チャイニーズの味わい。
鶏肉とナッツはからだに元気と潤いを与えます。

乾燥　胃弱　疲労

材料（2人分）

鶏もも肉 …… 200g
塩 …… 小さじ1/6
こしょう …… 少々
薄力粉 …… 小さじ1と1/2
長ねぎ …… 1本
カシューナッツ …… 12粒
太白ごま油 …… 適量
旨辛香味だれ …… 大さじ2

作り方

1 鶏もも肉はひと口大のそぎ切りにし、塩こしょうして薄力粉をはたく。長ねぎは1.5㎝長さに切る。

2 フライパンにごま油を薄くひいて中火で熱し、鶏肉を皮目から入れていじらずに焼き、焼き色がついたら返す。弱火にして蓋をし、2分ほど蒸し焼きにして取り出す。

3 **2**のフライパンにごま油小さじ1/2を足し、長ねぎを入れて強火で焼き色をつけ、**2**の鶏肉、カシューナッツと旨辛香味だれを加え、強中火でさっと炒め合わせる。

Memo

カシューナッツは、素焼きタイプで無塩のものを。おつまみのナッツは塩けがあるので避けましょう。

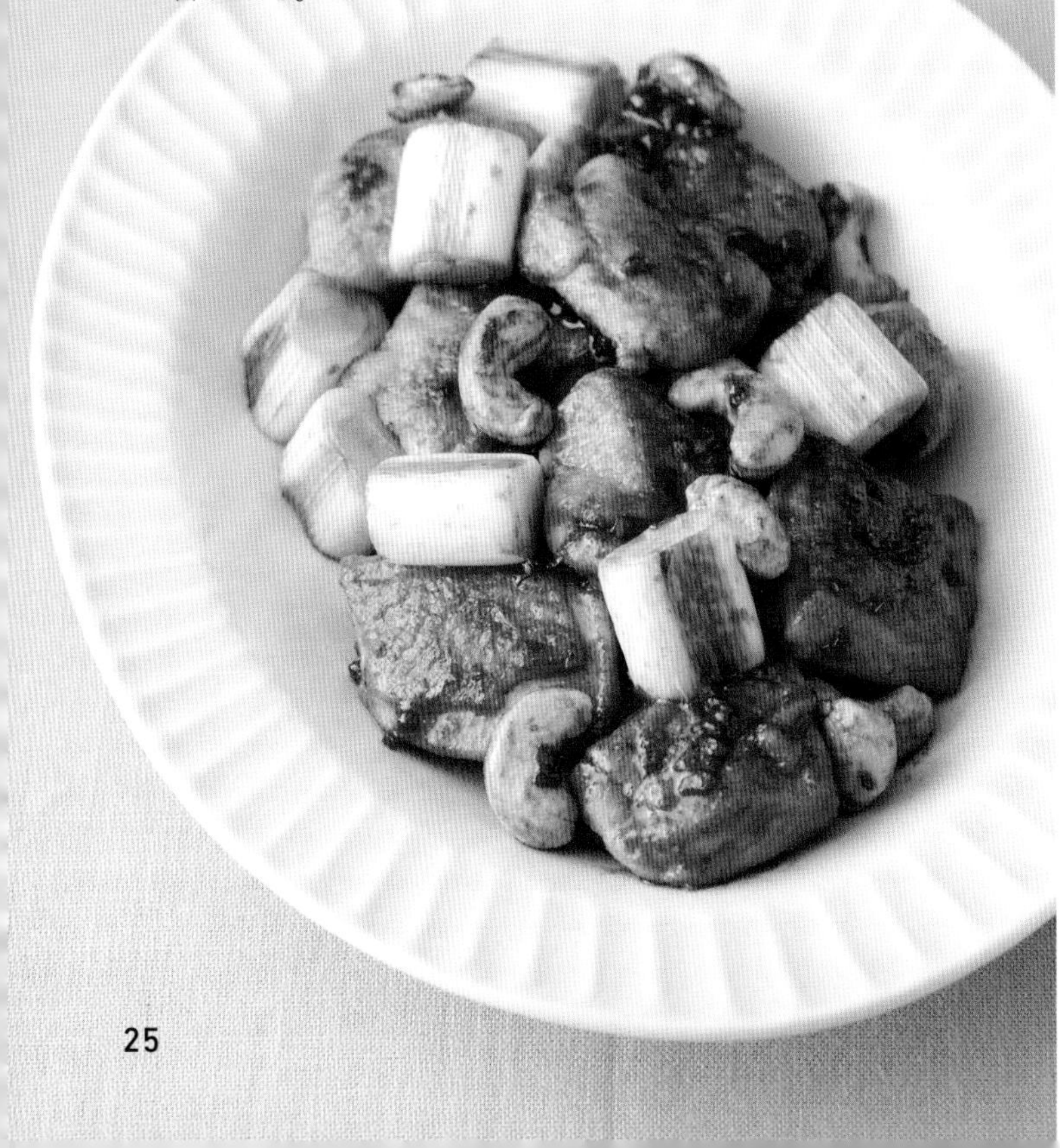

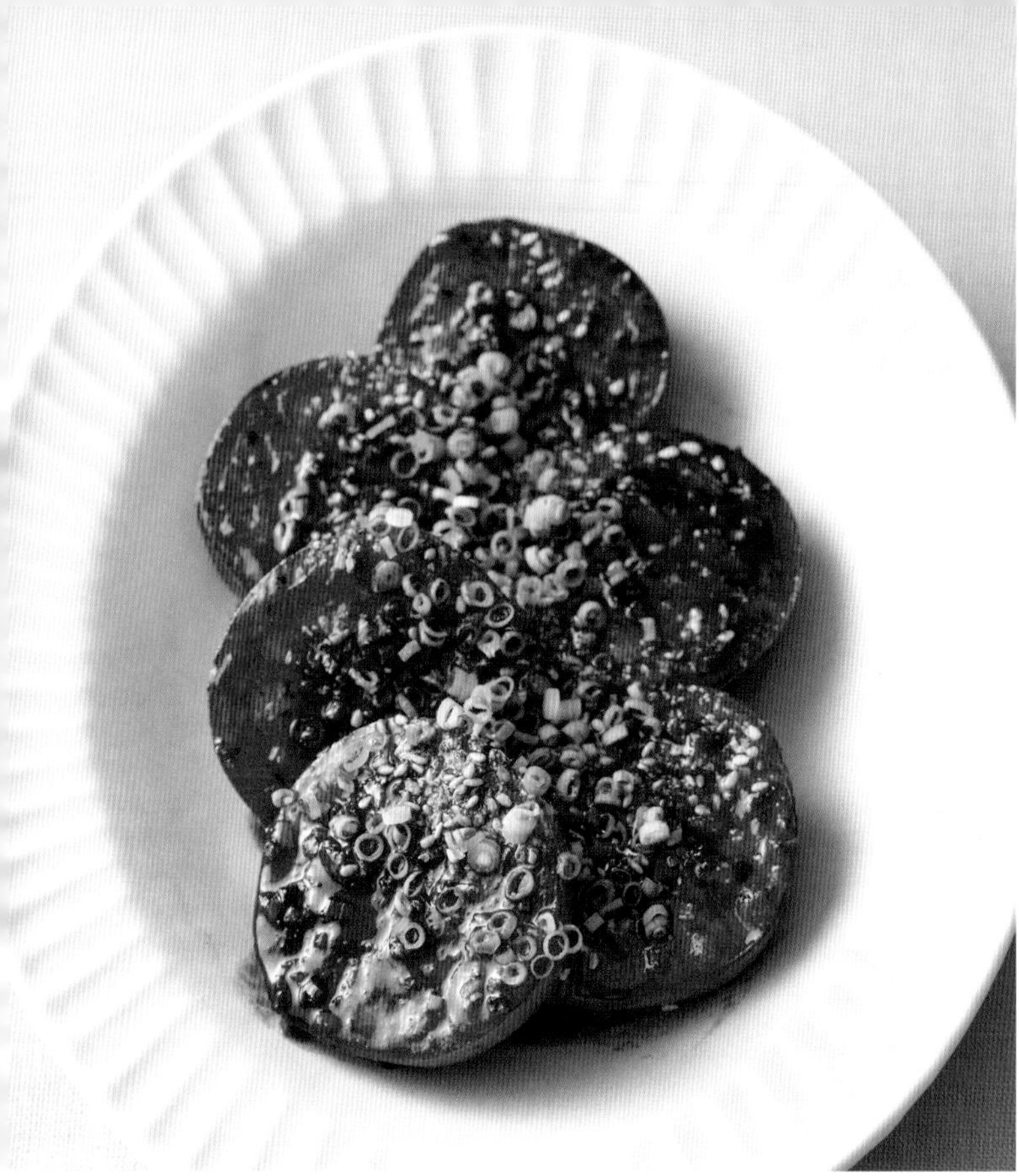

焼きトマトの旨辛香味だれ

たれの力でトマトがごちそうになりました。
パパッと作れて食卓が華やかになるのも魅力です。

乾燥　胃弱　ストレス

材料（2人分）

フルーツトマト …… 3個
ごま油 …… 小さじ1
旨辛香味だれ …… 大さじ2
すり白ごま …… 小さじ1
小ねぎ（小口切り）…… 適量

作り方

1 トマトはヘタをとって横半分に切る。

2 フライパンにごま油を入れて熱し、トマトの断面を下にして並べて強火で焼き、焼き色がついたら、返して弱中火にして1分ほど焼く。

3 旨辛香味だれを加え、トマトを返して両面にからめる。皿に盛ってフライパンに残ったたれをかけ、すりごまと小ねぎを散らす。

Memo

トマトは、かためのものを選びましょう。フルーツトマト以外のお好みの品種でもOK。

さば缶と豆苗の旨辛炒め

ストックの缶詰ですぐ作れるのが魅力！
血行をよくして元気が出て、イライラも改善します。

乾燥　胃弱　ストレス　疲労

材料（2人分）

さば缶（水煮缶）
…… 1缶（固形量110g）
豆苗 …… 1袋
塩 …… 少々
旨辛香味だれ …… 大さじ1と1/2
ごま油 …… 小さじ1

作り方

1 フライパンにごま油を入れて中火で熱し、半分の長さに切った豆苗を広げ入れて塩をふり、返す。蓋をして弱火で1分蒸し焼きにして皿にとる。

2 フライパンをきれいにし、缶汁をきったさば缶、旨辛香味だれを入れて中火で温め、**1**にのせる。

Memo

さば缶はお好みの味つけ缶でもOK。さばの量と味つけの濃さに合わせてたれを加減してください。

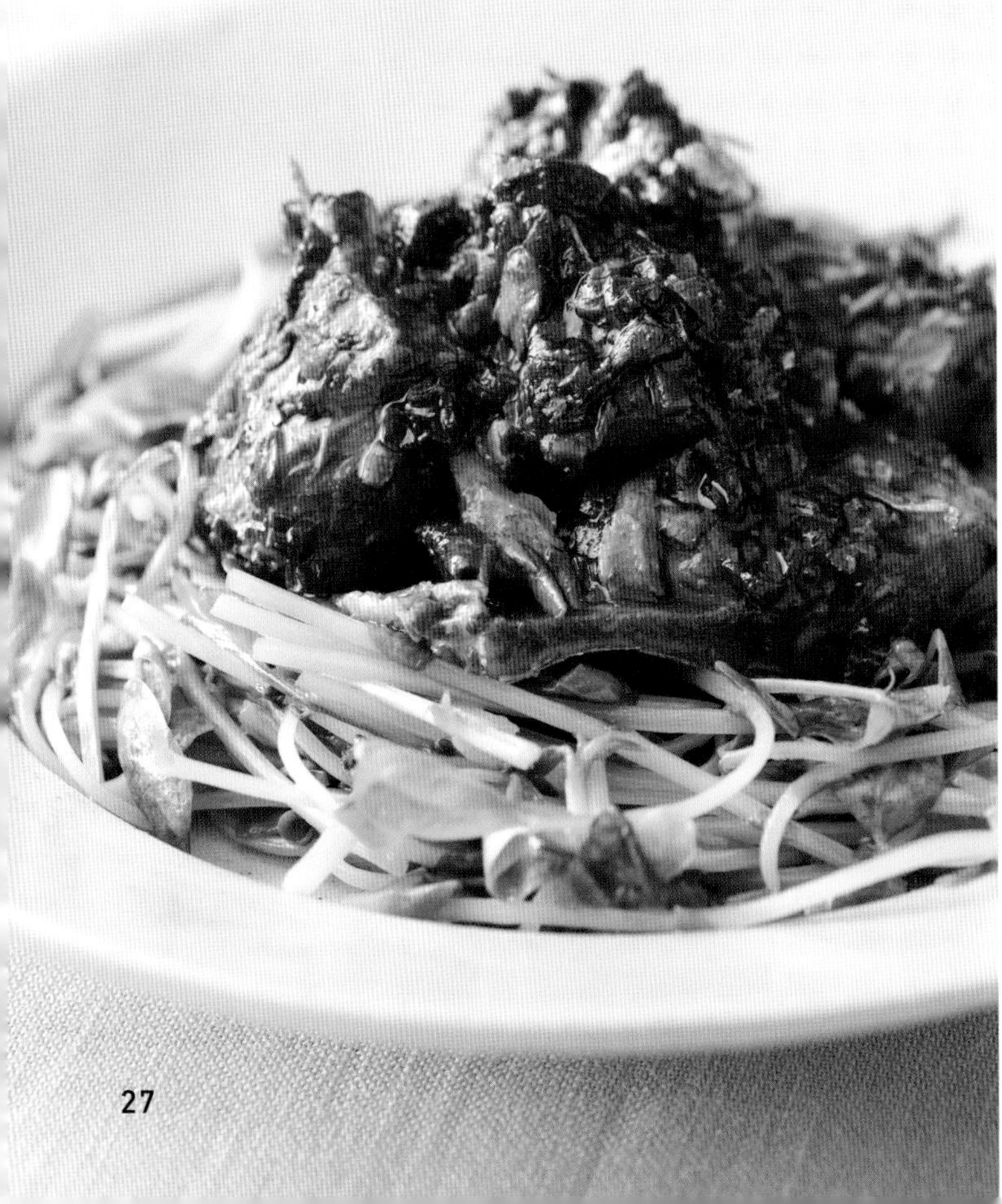

フルーツ、みそなどの甘み、旨みが絶品。もう市販品には戻れない！

秘伝・焼肉のたれ

どんなたれ？

りんご、玉ねぎ、にんにく、しょうがの甘み、香味、旨みをベースにした我が家秘伝レシピです。味のポイントは白みそ。まろやかな甘み、コク、濃度が、たれの味わいを格上げしてくれます。また、白ごま、ねぎなどを加えていないので、長期保存が可能なのも大きなメリット。使うときに、お好みでプラスするのもおすすめです。

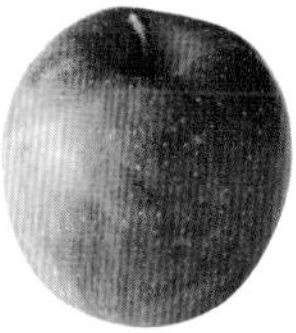

効能ポイント

香味野菜はからだを温めて血行をよくします。りんごは便秘や二日酔いを改善し、からだを潤します。白みそは普通のみそより麹を多く使って醸されており、腸の働きを整えたり、イライラ改善を助けるといわれます。また、はちみつはからだを潤す作用があり、消化不良や食欲不振の改善に役立ちます。

こんな食べ方で！

牛肉の焼き肉に使うのはもちろん、豚肉、鶏肉、魚介、野菜にもよく合う味わいなので、幅広く使えます。煮豚や鶏の照り焼きのたれにもおすすめ。炊き込みごはんの味つけに使うと、仕上がりの旨みが抜群です。

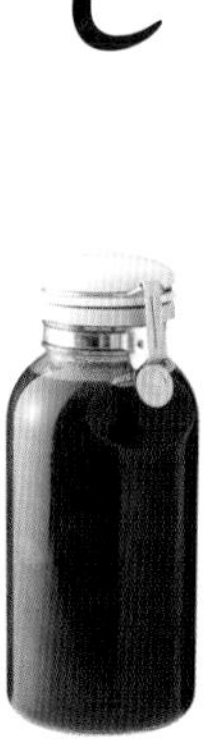

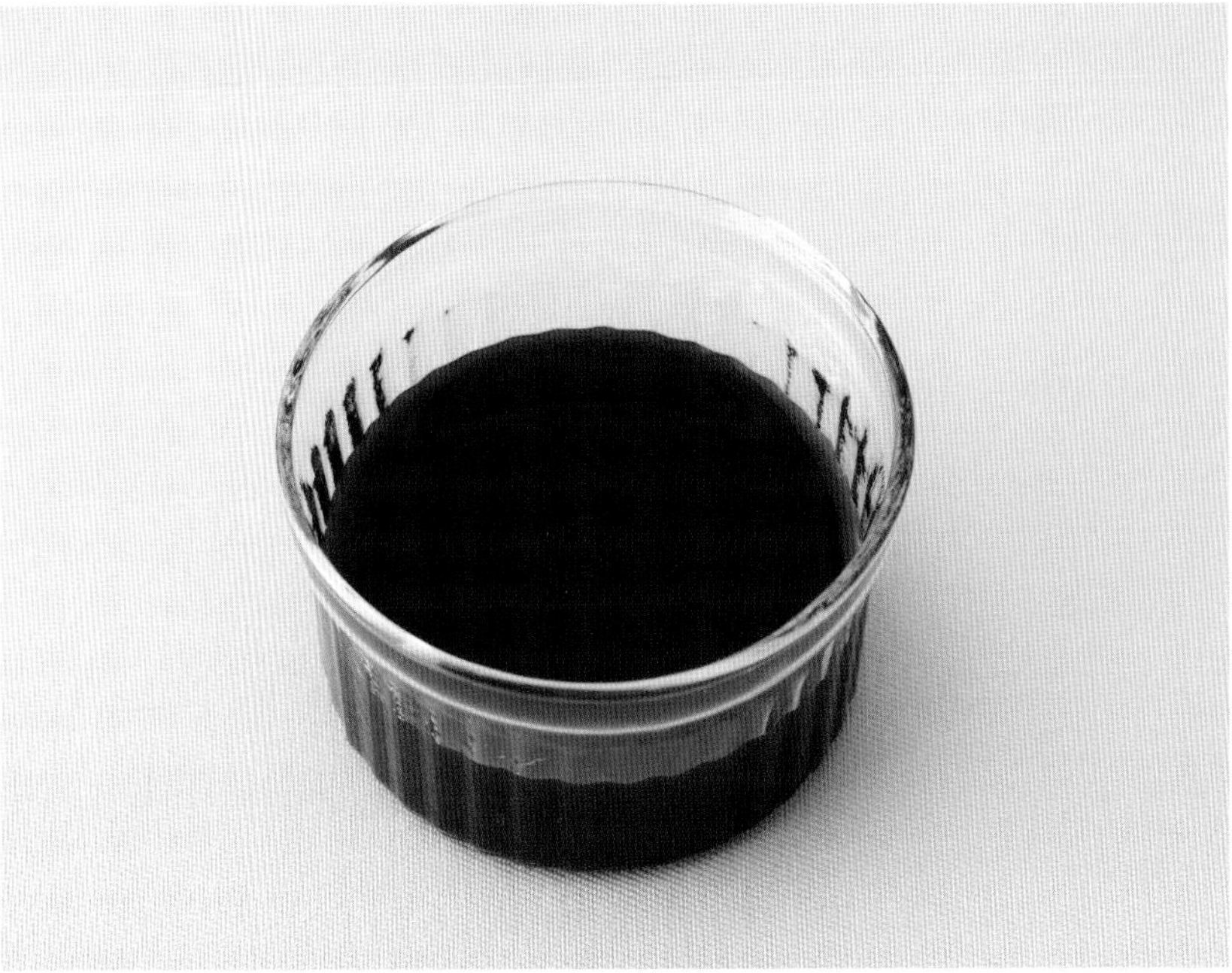

作り方

1 Bは鍋に入れて強火で沸騰させ、弱火にして10分ほど煮る。

2 Aはフードプロセッサーにかけてなめらかにする。

3 Bの鍋にAを加えて中火にかけ、軽く沸騰したら火を弱め、20分ほど煮る。

材料

A
- 酒 …… 150cc
- りんご …… 1個
- にんにく（大きめのもの）…… 6片
- しょうが …… 25g
- 玉ねぎ …… 1/2個
- 白みそ …… 大さじ5

B
- しょうゆ …… 700cc
- 砂糖 …… 大さじ5
- みりん …… 250cc
- はちみつ …… 大さじ4

保存 Memo

・完全に冷めたら密閉できるガラス瓶などに入れ、冷蔵庫で保存する。保存期間は約6カ月。

・保存中に分離することがあるので、使うときは混ぜて使うこと。

プルコギ

あり合わせの野菜、きのこでササッと作れて
ごはんがモリモリ進むひと皿です。

腸活 疲労 冷え

材料（3人分）

牛薄切り肉 …… 400g
A 秘伝・焼肉のたれ …… 大さじ6
　酒 …… 大さじ1
玉ねぎ …… 1/2個
しいたけ …… 6個
まいたけ …… 80g
青ねぎ …… 3本
砂糖 …… 小さじ1
ごま油 …… 大さじ1

作り方

1 ボウルに牛肉、**A**を入れてもみ込む。玉ねぎは薄切り、しいたけとまいたけは食べやすい大きさに、青ねぎは斜め切りにする。

2 鍋を温めてごま油をひき、中火で玉ねぎをしんなりするまで炒めて牛肉を加え、さっと炒め合わせる。

3 しいたけ、まいたけを加えて蓋をし、弱中火で蒸し焼きにする。火が通ったら味をみて砂糖を加える。最後に青ねぎを加えて炒め合わせる。

※味をみて砂糖を加える際に、たれを足してもよい。

Memo	野菜はなす、ピーマン、パプリカなどを使ってもおいしい。ピーマン、パプリカは細切りにして最後に入れ、さっと炒め合わせます。

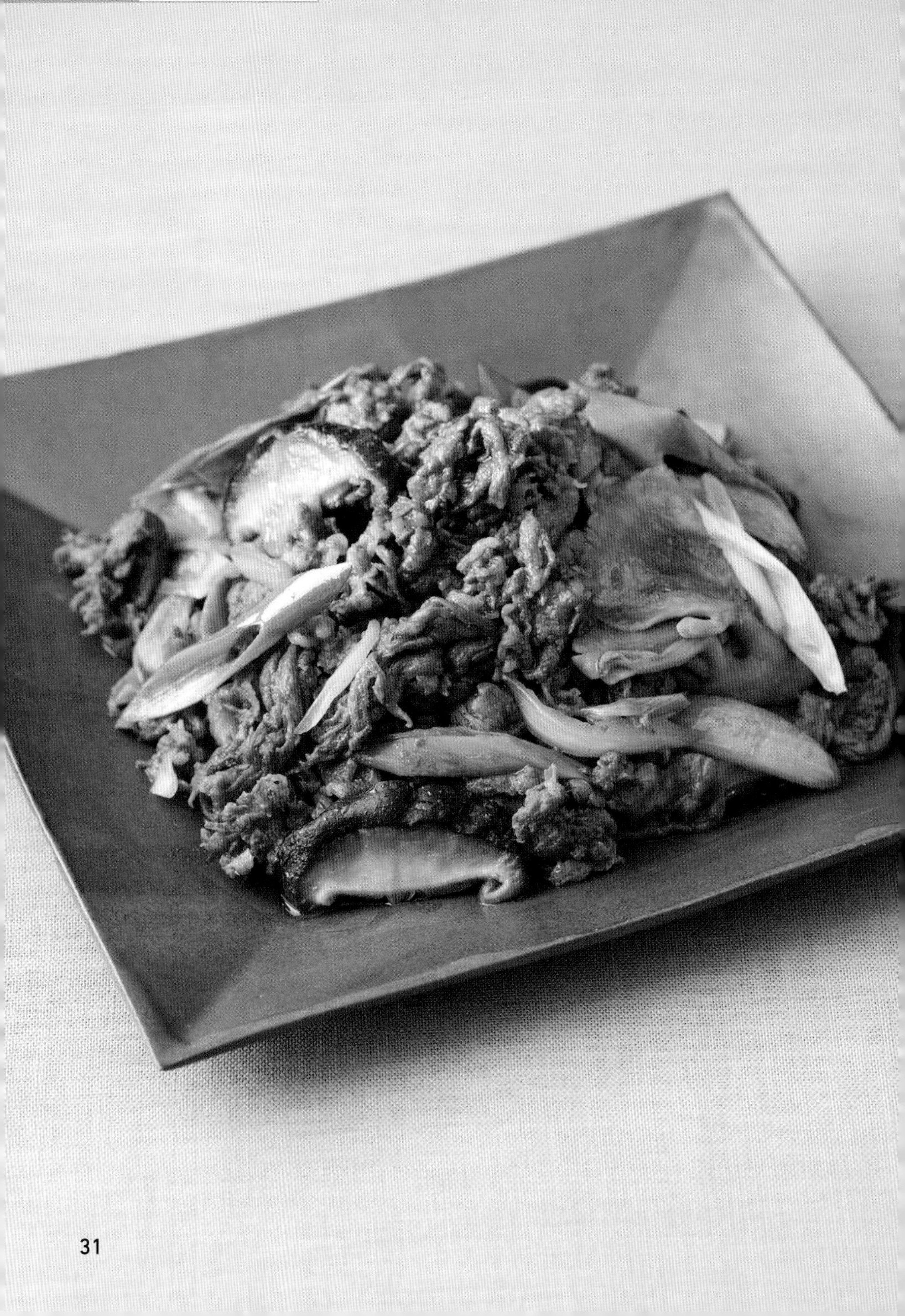

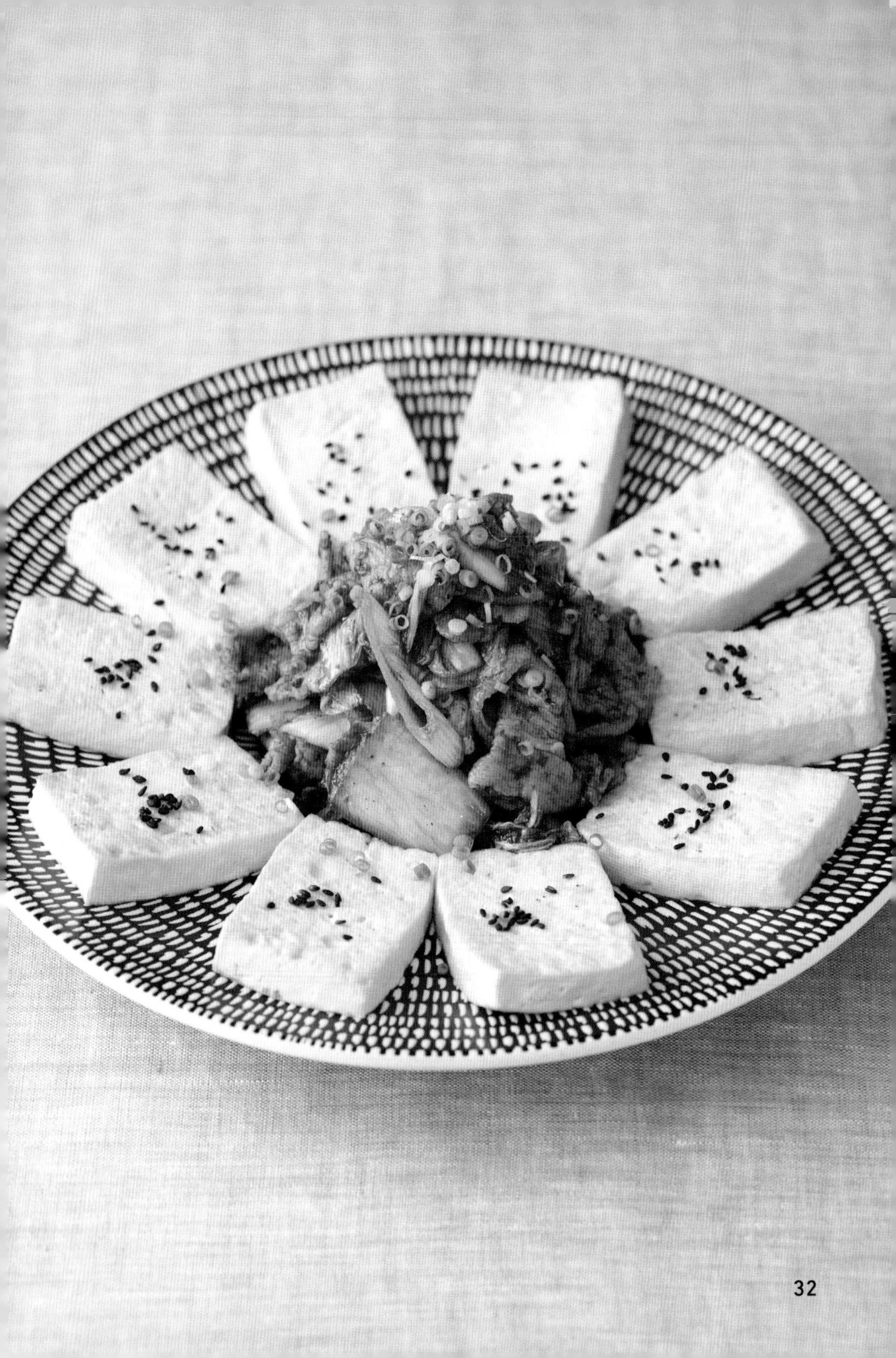

おなじみの一品もたれをプラスするとおいしさ倍増！
シンプルな焼き豆腐と食べると箸が止まりません。

豚キムチの焼き豆腐添え

腸活
乾燥
胃弱

材料（2人分）

豚バラ薄切り肉……200g
白菜キムチ……100g
※キムチの汁があれば大さじ1ほど加えるとよい。
木綿豆腐……1丁
長ねぎ……1/2本
ごま油……小さじ3
秘伝・焼肉のたれ……大さじ1
黒いりごま……適量
小ねぎ（小口切り）……適量

作り方

1 豚肉は食べやすく切ってフライパンに入れ、ごま油小さじ1を加えてもみ込み、中火で炒める。肉の色が変わったら白菜キムチを加えて3分くらい炒め合わせる。

2 長ねぎは斜め薄切りにして**1**に加え、さっと炒め合わせて秘伝・焼肉のたれを加えからめる。

3 木綿豆腐は1㎝厚さに切ってキッチンペーパーで水けをふき、ごま油小さじ2を熱したフライパンに並べて両面に焼き色がつくまで焼く。

4 豆腐を皿に盛って黒ごまを散らし、**2**をのせて小ねぎを散らす。

Memo	たれの量は、キムチの塩分により加減してください。豚肉はからだを潤して元気を出すのに役立ちます。

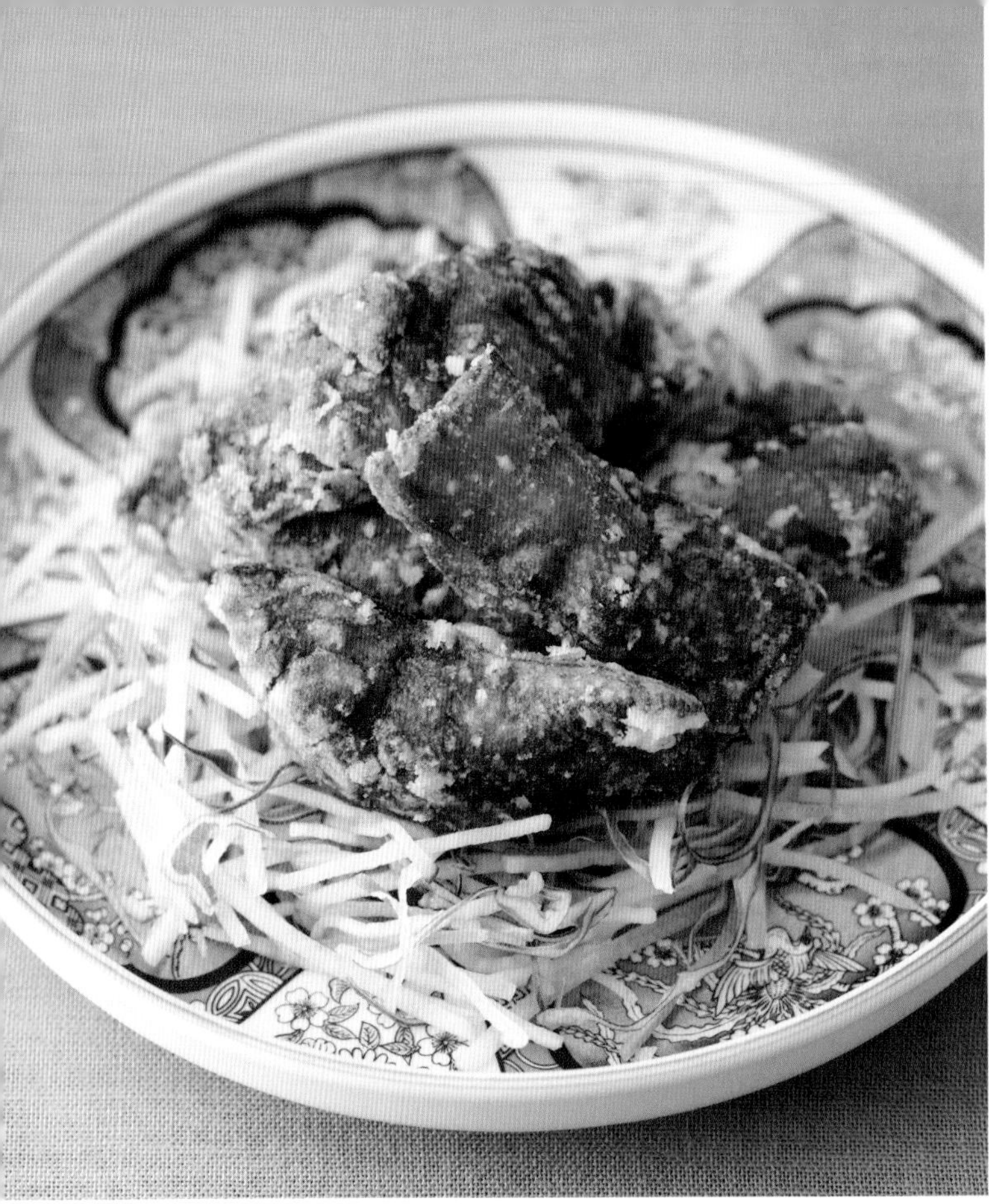

さばの竜田揚げ

たれが、さばのクセや匂いをカバーしてボリュームも上々。
元気がなくて血行悪化が気になるときに食べると効果的です。

胃弱　疲労　冷え

作り方

1 さばは中骨を抜いて2cm幅に切り、ポリ袋に入れて**A**を加え、1時間ほど冷蔵庫でマリネする。

2 **1**の汁けをペーパーでしっかりふいて片栗粉を薄くまぶし、170°Cの油で揚げる。

3 **2**と野菜を器に盛る。

材料（4人分）

さば（三枚におろしたもの）…… 1尾分

A 秘伝・焼肉のたれ …… 大さじ2
　酒 …… 大さじ1

片栗粉・揚げ油 …… 各適量

せん切りサラダ（市販のパック）…… 適量

Memo

さばは、血行をよくして、疲れをいやします。鶏肉や豚肉で同じように作ってもおいしいです。

ぶりの韓国風ステーキ

たれにバターを加えてコクをさらにアップ！
ごはんが進むことまちがいなしです。

材料（2人分）

ぶり（切り身）…… 2切れ
塩 …… 小さじ1/4
薄力粉 …… 適量
太白ごま油 …… 小さじ1と1/2
A | 秘伝・焼肉のたれ …… 大さじ1
　| 酒 …… 大さじ3
　| みりん …… 小さじ1
発酵バター …… 5g

作り方

1. ぶりは両面に塩をふって15分ほどおき、水けをふいて全面に薄力粉をまぶす。
2. フライパンにごま油を入れて熱し、**1**を並べて強中火で焼き、両面に焼き色がついたら取り出す。
3. フライパンをふいてきれいにし、**A**を入れて強中火で煮立て、ぶりを戻して弱中火にし、煮汁をかけながら火を通す。仕上げにバターを加えてからめる。
4. 器に盛り、フライパンのソースをかける。お好みでわさびを添える。

Memo

発酵バターは、さわやかな風味で秘伝・焼肉のたれと好相性。ぶりは疲労と体力回復に役立ちます。

胃弱　ストレス　疲労　冷え

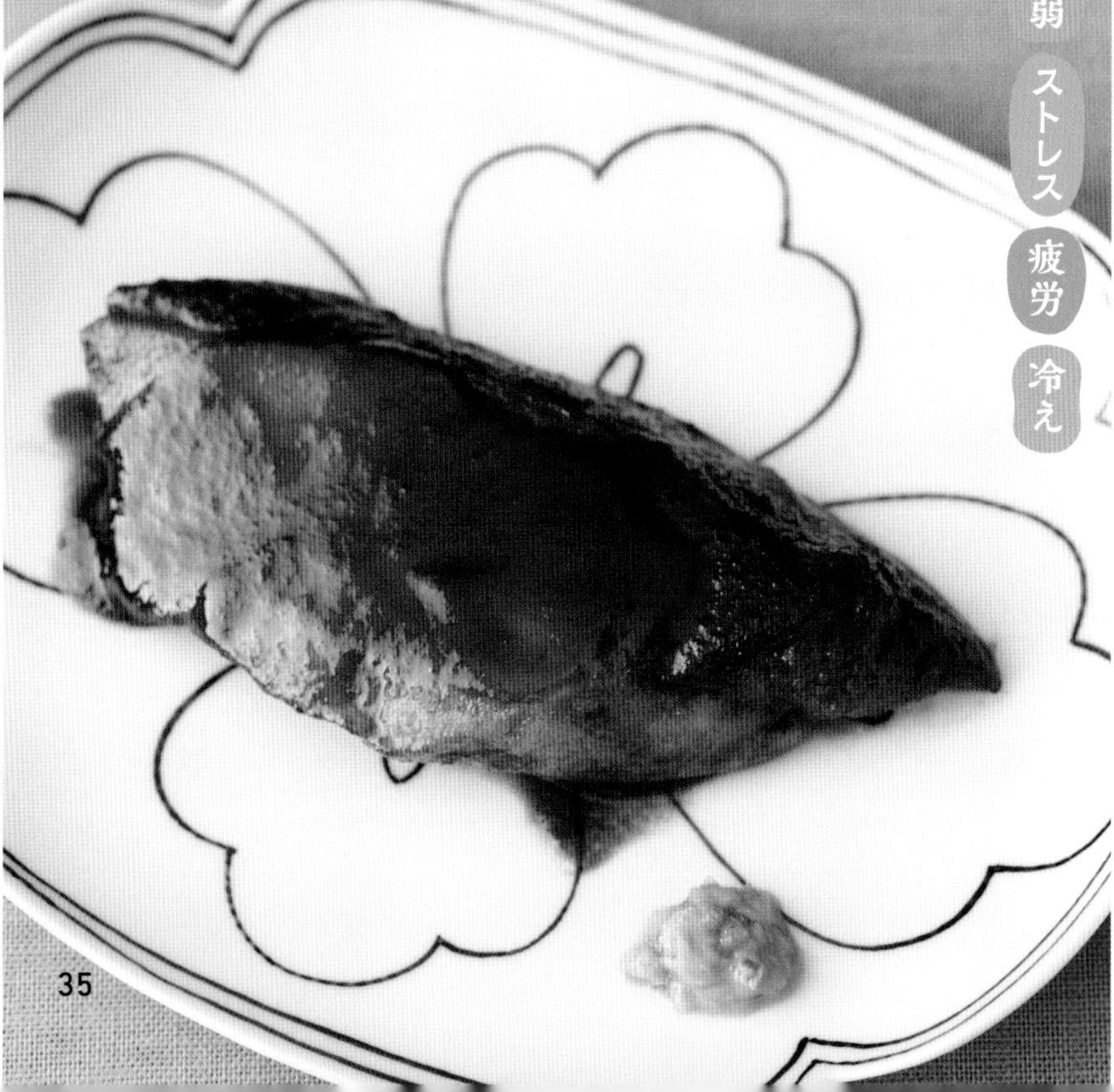

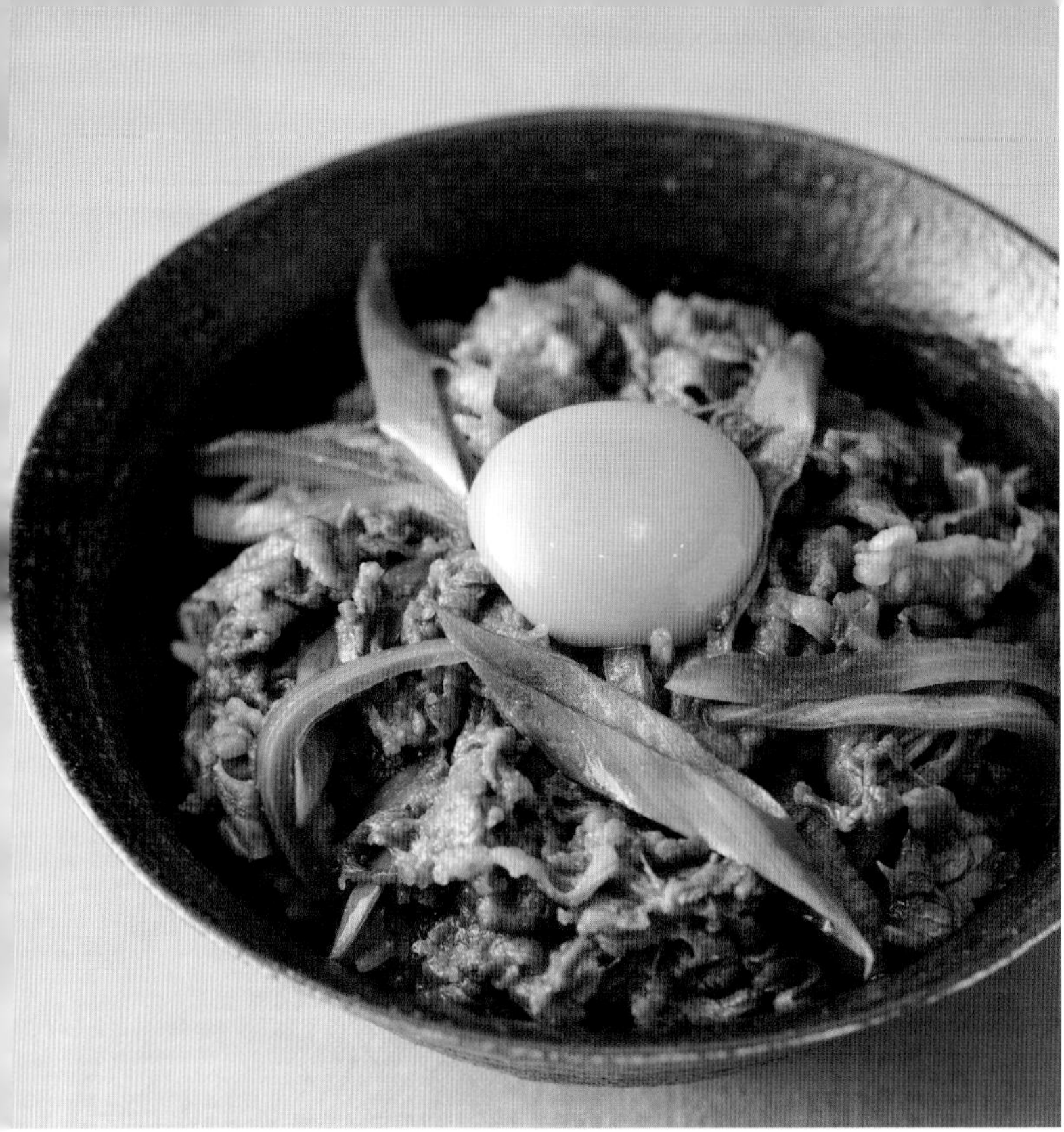

コクと旨みの牛丼

焼肉のたれ＋麺つゆ＝コク旨牛丼のでき上がり！
疲れがたまったときのお助けメニューにどうぞ。

胃弱
疲労
冷え

材料（2人分）

牛薄切り肉 …… 300g
玉ねぎ …… 1/2個
青ねぎ …… 2本
卵黄 …… 2個
A 秘伝・焼肉のたれ …… 60cc〜
　水 …… 80cc
　麺つゆ（2倍濃縮）…… 大さじ2
　砂糖 …… 大さじ1/2
ごはん …… 2膳分

作り方

1 玉ねぎは5㎜厚さのくし切り、青ねぎは薄い斜め切りにする。

2 フライパンに**A**、玉ねぎを入れて中火で煮立て、蓋をして弱火で2分ほど煮たら牛肉を加え、肉の上下を返しながら煮て火を通す。青ねぎを加えてさっと煮たら火を止める。

3 器にごはんを盛って**2**を煮汁ごとのせ、卵黄をのせる。

Memo 牛丼は甘めの味がおいしいですが、麺つゆが甘めのタイプであれば砂糖は加えなくても。また、腸活したいときはきのこを加えるのもおすすめ。

メインになる野菜炒め

秘伝・焼肉のたれさえあれば野菜だけで満足感は十分！
ごはんにも、ビールにもよく合います。

腸活　むくみ　胃弱　疲労

材料（2人分）

- キャベツ …… 200g
- 玉ねぎ …… 1/4個
- にんじん …… 1/4本
- もやし …… 1/2袋
- にら …… 4本
- ごま油 …… 小さじ2
- 塩 …… 少々
- 秘伝・焼肉のたれ …… 大さじ2
- 粗挽き黒こしょう …… 少々

作り方

1. キャベツは食べやすく切り、玉ねぎは薄切り、にんじんは薄めの短冊切りにする。
2. フライパンにごま油を入れて強中火で熱し、キャベツ、玉ねぎ、にんじん、もやしの順に塩をふりながら炒め合わせていく。
3. 食感が残るくらいに火を通したら、にら、秘伝・焼肉のたれを加え、強火にして炒め合わせる。器に盛って黒こしょうをふる。

Memo

疲れがたまってストレスを感じるときは、香りのよいセロリ、パクチーなどを加えても。仕上げに加えて炒めすぎないようにしましょう。

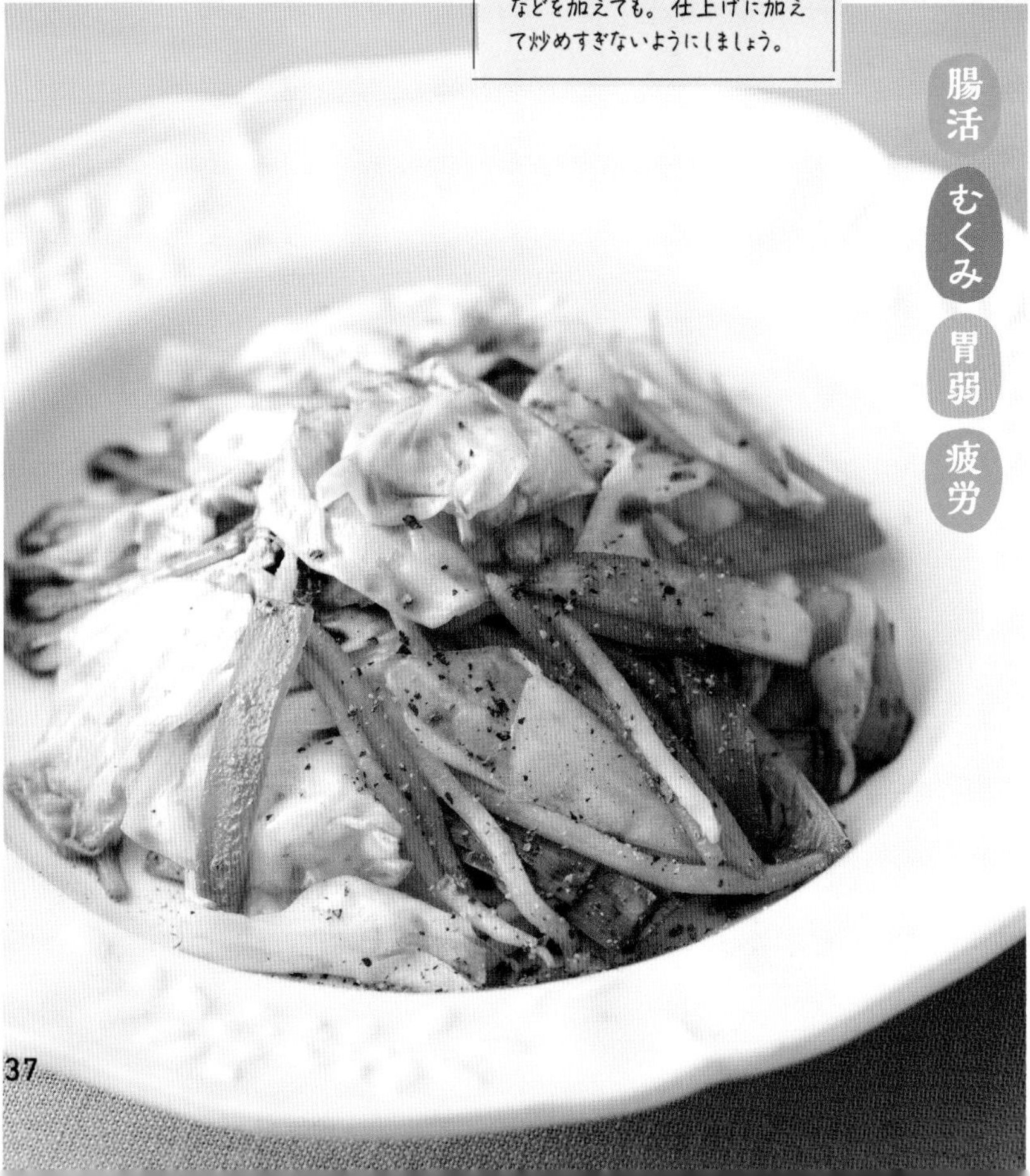

お店のような本格チャイニーズの味わいが混ぜるだけで完成！

薬膳ごまだれ

どんなたれ？

チャイニーズのバンバンジーに似た濃厚なたれ。ねぎとしょうがをたっぷり使って香味をきかせています。酢は控えめにしているので、サラダなどに使うときは酢を足してアレンジしても。また、辛みは豆板醤でつけていますが、量はお好みで加減してもよく、または仕上げにラー油をプラスしてもよいでしょう。

効能ポイント

白ごまは、大腸を潤して便通をよくし、肺や肌を潤して乾燥を改善します。長ねぎとしょうがはからだを温め、血行不良の改善に役立ちます。豆板醤は、唐辛子と塩、そら豆などを発酵させたもので、からだを温めると同時に水分代謝をよくする作用もあります。

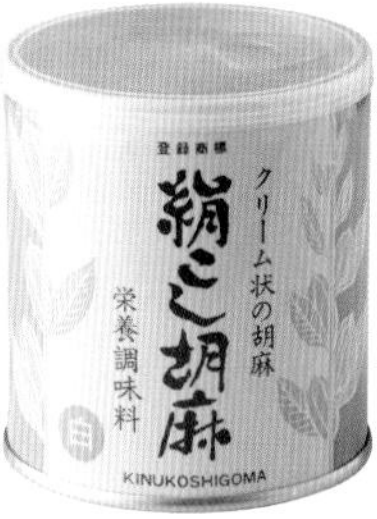

こんな食べ方で！

ご紹介するレシピのように、ゆで鶏、中華麺、豆腐などは相性抜群。和風のごまだれのようにたいめし、しゃぶしゃぶなどのたれにもおすすめです。また、水餃子やワンタンにもよく合うので、酢じょうゆが飽きたときの味変にぜひ！

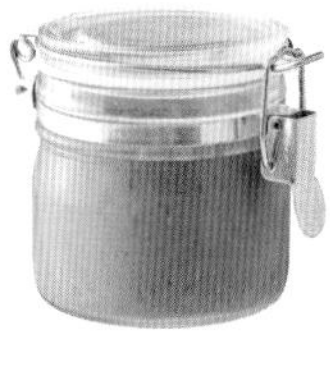

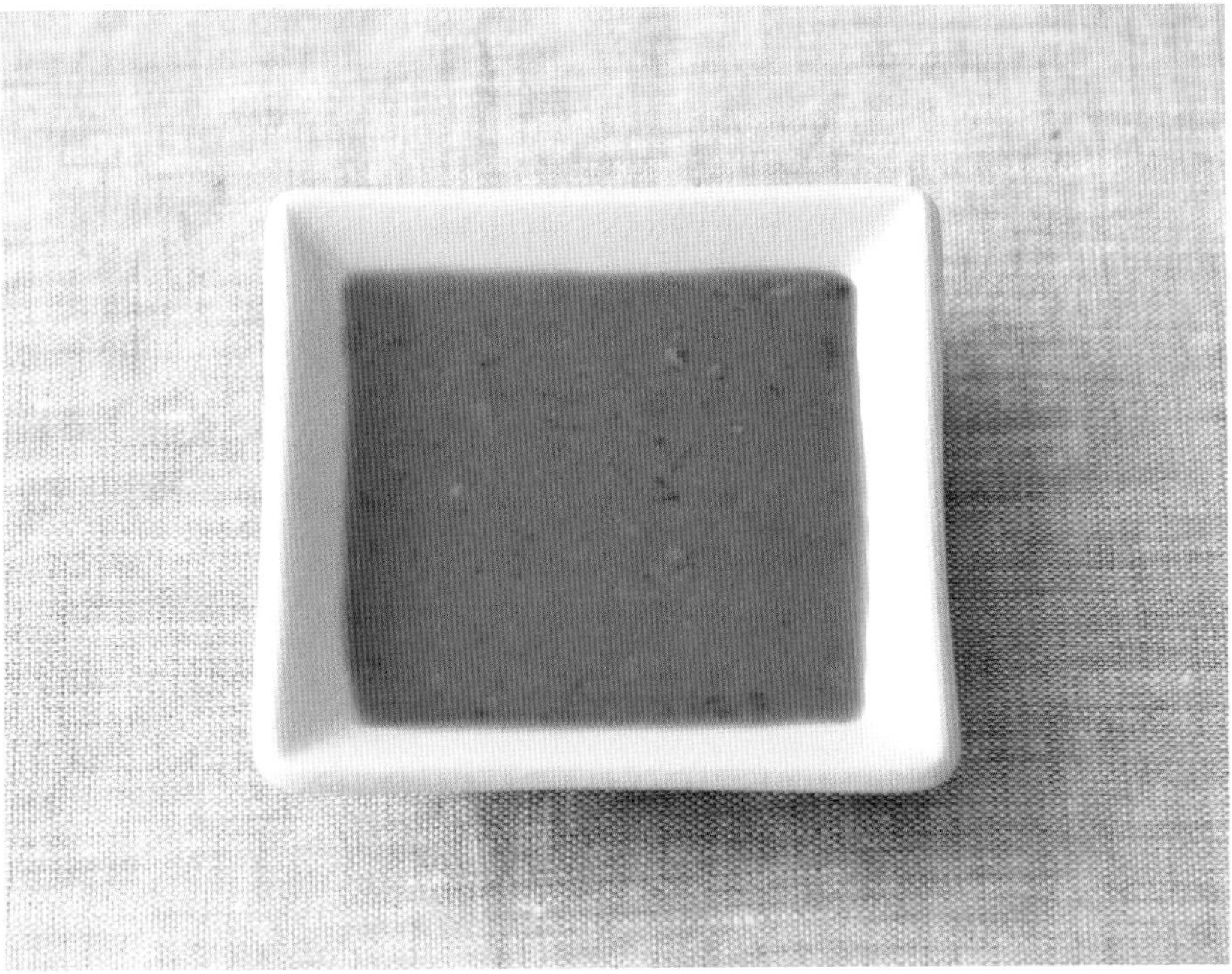

作り方

1 練りごまは容器の下のほうに沈殿して固まりやすいので、しっかり混ぜて均一にし、分量を量る。

2 ボウルに**1**、しょうゆを合わせてなめらかになるまでよく混ぜ、残りの材料をすべて加えて混ぜる。

材料

白練りごま …… 130g
しょうゆ …… 120cc
砂糖 …… 25g
酢 …… 大さじ1と1/2
ごま油 …… 大さじ1と1/2
豆板醤 …… 小さじ2
長ねぎ（みじん切り）…… 20cm分
しょうが（みじん切り）…… 40g
チキンスープ …… 大さじ2

保存 Memo

・密閉できるガラス瓶などに入れ、冷蔵庫で保存する。
保存期間は約1カ月。
・保存中に分離するので、使うときは底から混ぜて使うこと。

絶品ゆで鶏のレシピは必見！
このおいしさに薬膳ごまだれで無敵の一品が完成。

自慢したくなるバンバンジー

むくみ　胃弱　疲労　冷え

材料（2人分）

鶏もも肉……1枚
塩・酒……各小さじ1
水……適量
にんにく……1片
長ねぎ（青い部分）……1本分
きゅうり（せん切り）……適量
薬膳ごまだれ……大さじ2

作り方

1 鶏肉は余分な脂肪をとって肉側に浅い切り込みを細かく入れ、鍋に入れる。塩を加えてもみ込み、酒をかけてかぶるくらいの水を加える。

2 **1**を強火にかけて沸騰させ、アクをとる。にんにくを包丁の背でつぶして加え、長ねぎも加えてクッキングシートで落とし蓋をし、鍋蓋をして弱火にかけ、15分ほど煮る。火を止めてそのまま1時間〜ひと晩おく（ひと晩おくときは冷蔵庫で）。

3 鶏肉を食べやすく切って器に盛り、きゅうりを添えて薬膳ごまだれをかける。

Memo	ゆで鶏はひと晩おくととてもおいしくやわらかくなります。ゆで汁ごと容器に入れても冷蔵庫で3日ほど保存できるので多めに作ってもOK。ゆで汁もおいしくいただけます。

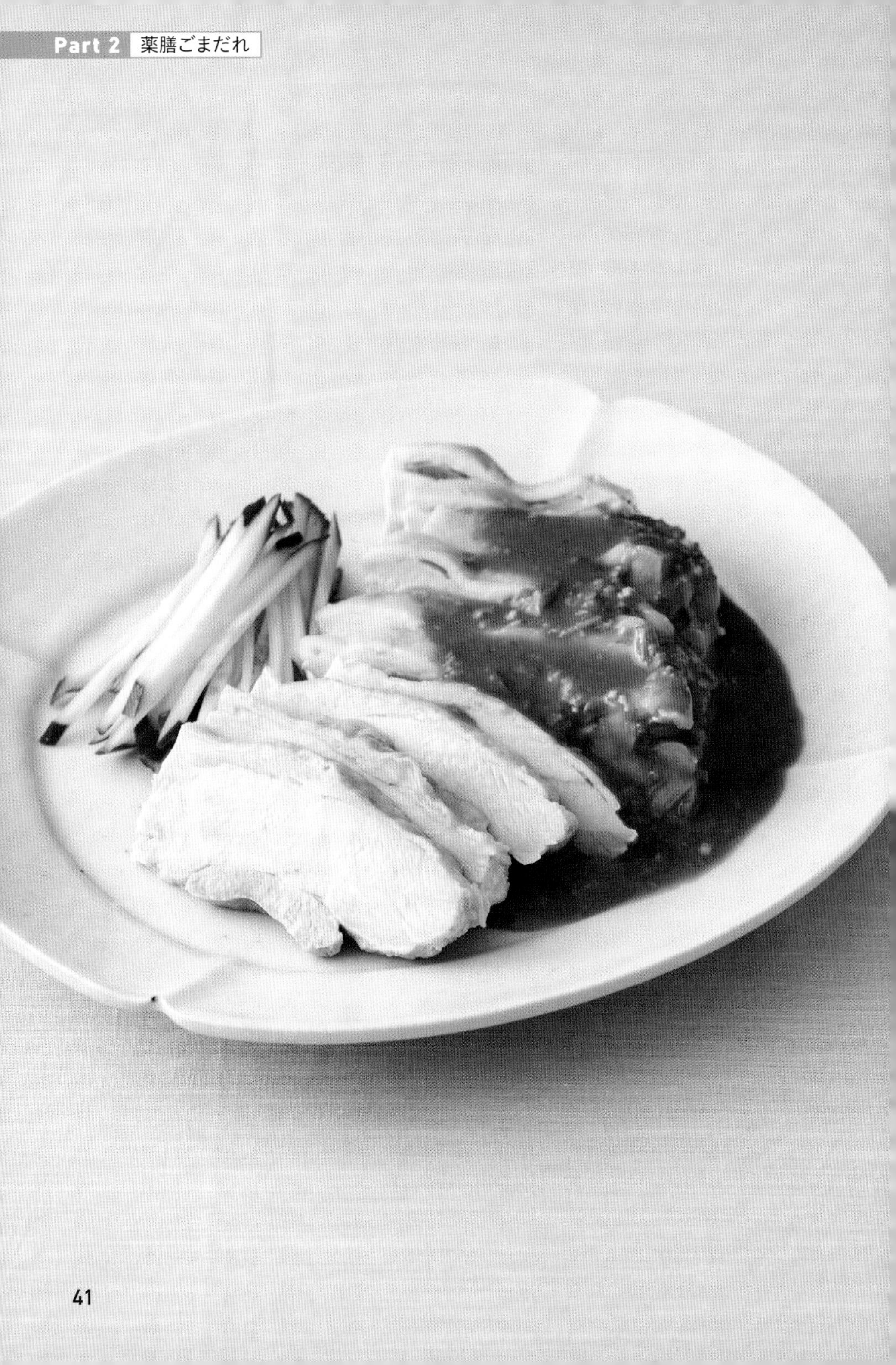

トマトごまだれの担々麺

渇きをいやして余分な熱をとるトマト。
弱った胃の働きをよくする働きも見逃せません。

乾燥
胃弱
疲労

材料（2人分）

中華麺（太麺）…… 2玉
フルーツトマト …… 2個
薬膳ごまだれ …… 大さじ5
きゅうり …… 1/2本
ハム …… 2枚
薄焼き卵 …… 卵1個分

※薄焼き卵は、薄くごま油をひいて熱したフライパンに溶き卵を広げ、両面焼いたもの。

作り方

1 トマトは5mm角に切り、まな板に出た汁ごとボウルに入れ、薬膳ごまだれと合わせる。

2 きゅうりはせん切り、ハムと薄焼き卵は5mm幅に切る。麺を商品の表示通りにゆでて流水で洗ってぬめりをとり、氷水でしめてしっかり水けをきる。

3 器に麺を盛って**1**をかけ、具材をのせる。

Memo	薬膳ごまだれはお好みで増やしても。具材は貝割れ菜、パクチーなどを足してもおいしいです。

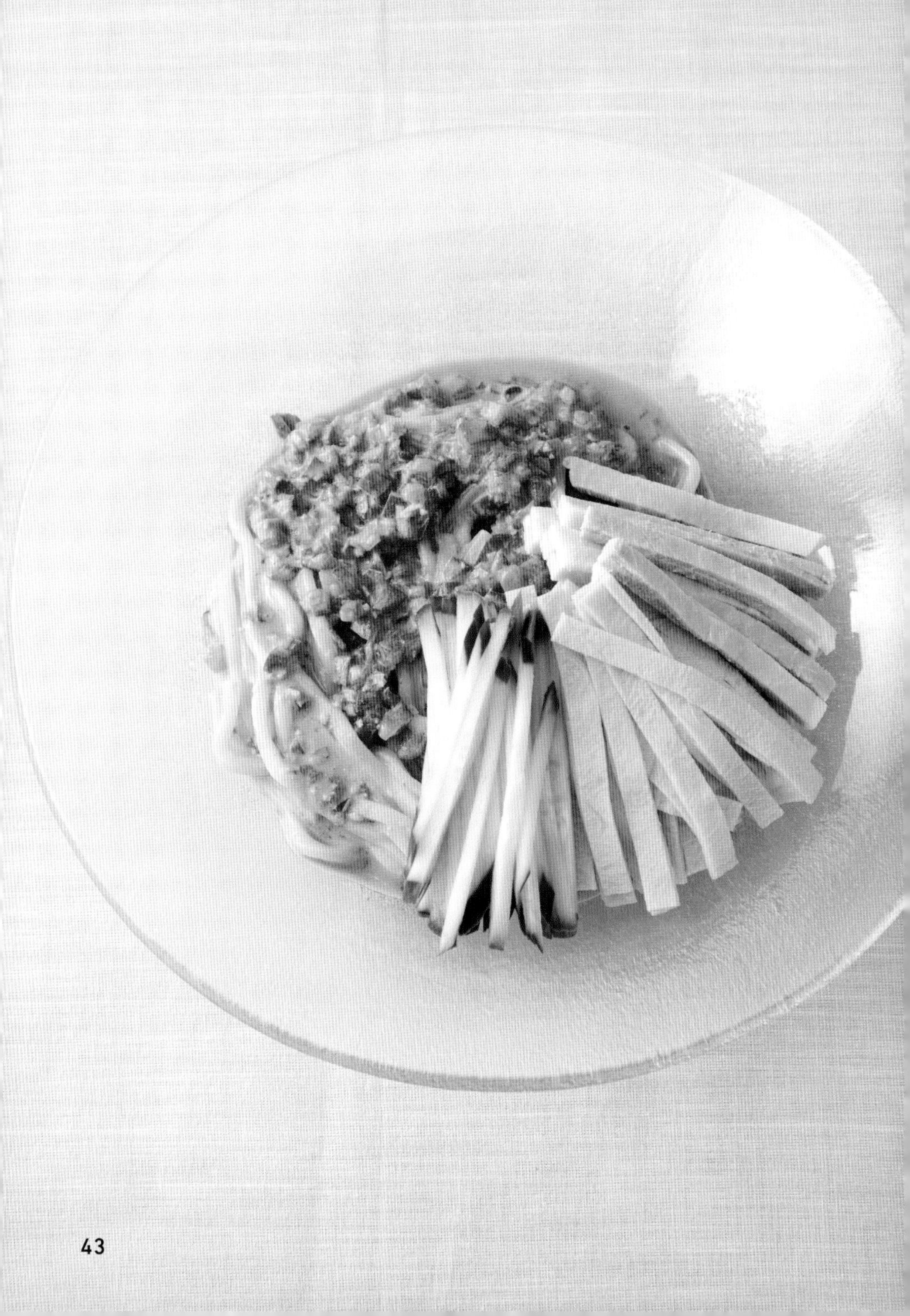

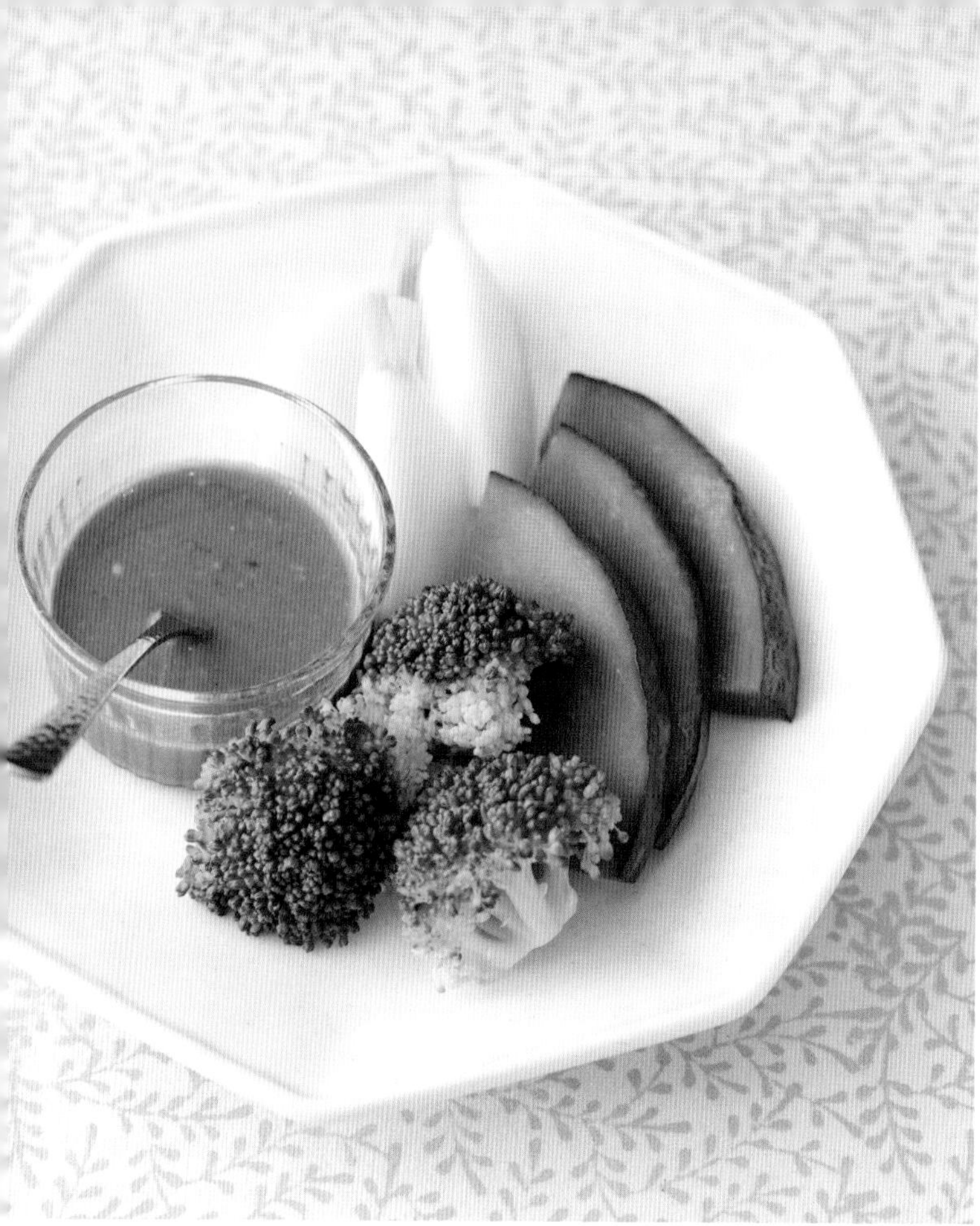

ごまだれ温野菜

胃の不調、乾燥による便秘が気になるときにどうぞ。
野菜とごまでからだをいたわりましょう。

乾燥　胃弱　疲労　冷え

作り方

1 かぶはくし切り、かぼちゃは6㎜厚さに切り、耐熱皿にブロッコリーと並べてラップをふんわりかけ、電子レンジ（600W）で1分30秒加熱する。

2 器に盛って薬膳ごまだれを添える。

材料（1人分）

ブロッコリー（小房）……3片
かぶ……1/2個
かぼちゃ……約60g
薬膳ごまだれ……大さじ2

Memo	電子レンジの加熱時間は、ようすをみて加減してください。 蒸し器やせいろで蒸してもおいしいです。

薬膳風たいめし

ねぎ、しょうがの香味、豆板醤の味わいが加わって
和風のたいめしとはひと味違うコクが楽しめます。

乾燥　むくみ　胃弱　疲労

材料（1人分）

たいの刺身（薄造り）…… 5切れ
薬膳ごまだれ …… 大さじ1
青じそ …… 3枚
ごはん …… 1膳分
黒いりごま …… 適量

作り方

1 皿に青じそ、たいを盛り、薬膳ごまだれをかける。あれば穂じそをあしらう。

2 茶碗にごはんを盛り、黒ごまを指でひねりながらかける。

3 たいを薬膳ごまだれにつけ、ごはんの上にのせて食べる。青じそで巻いても。

Memo

たいのほか、いか刺しやほたて貝柱で作ってもおいしいです。

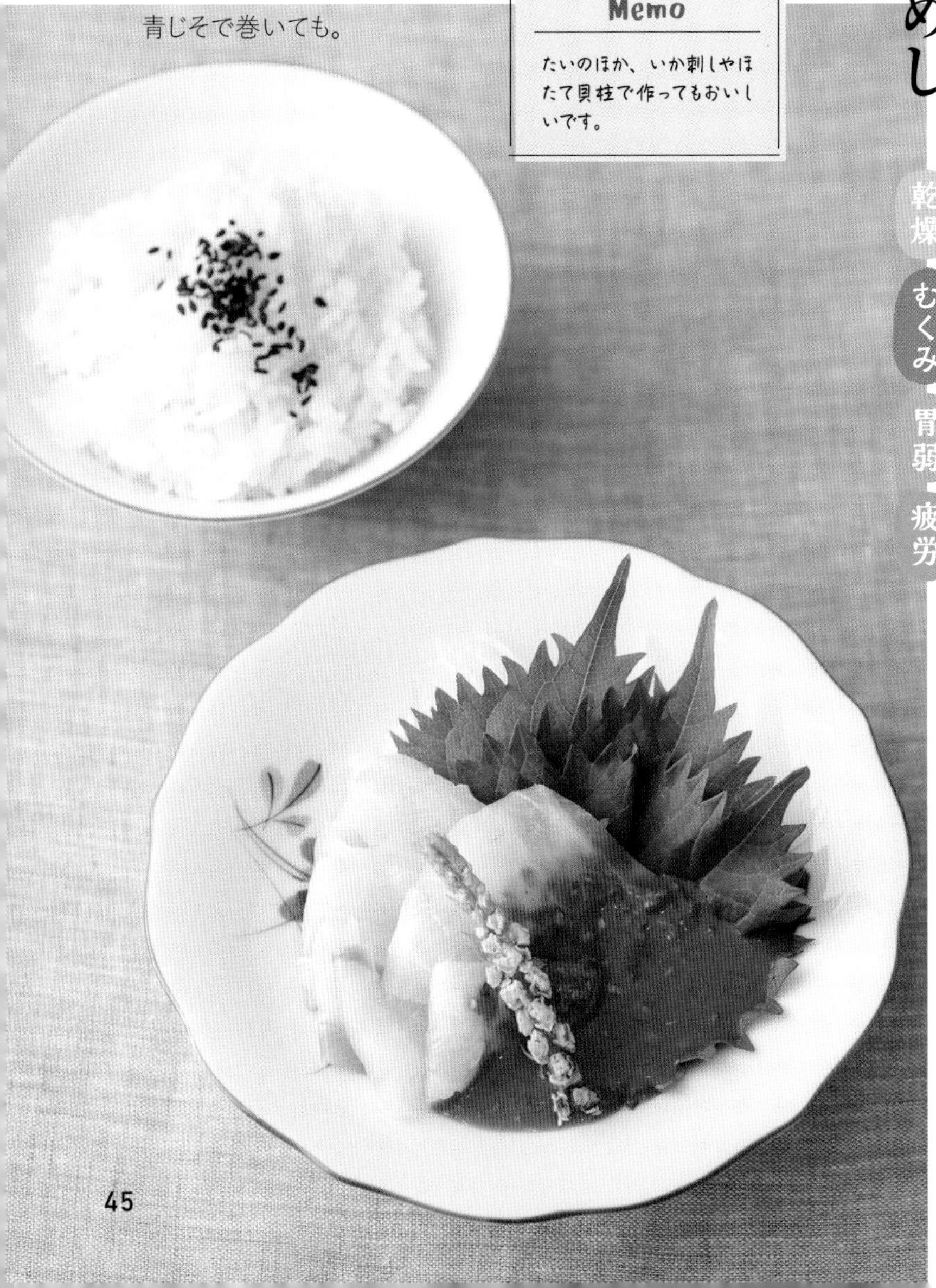

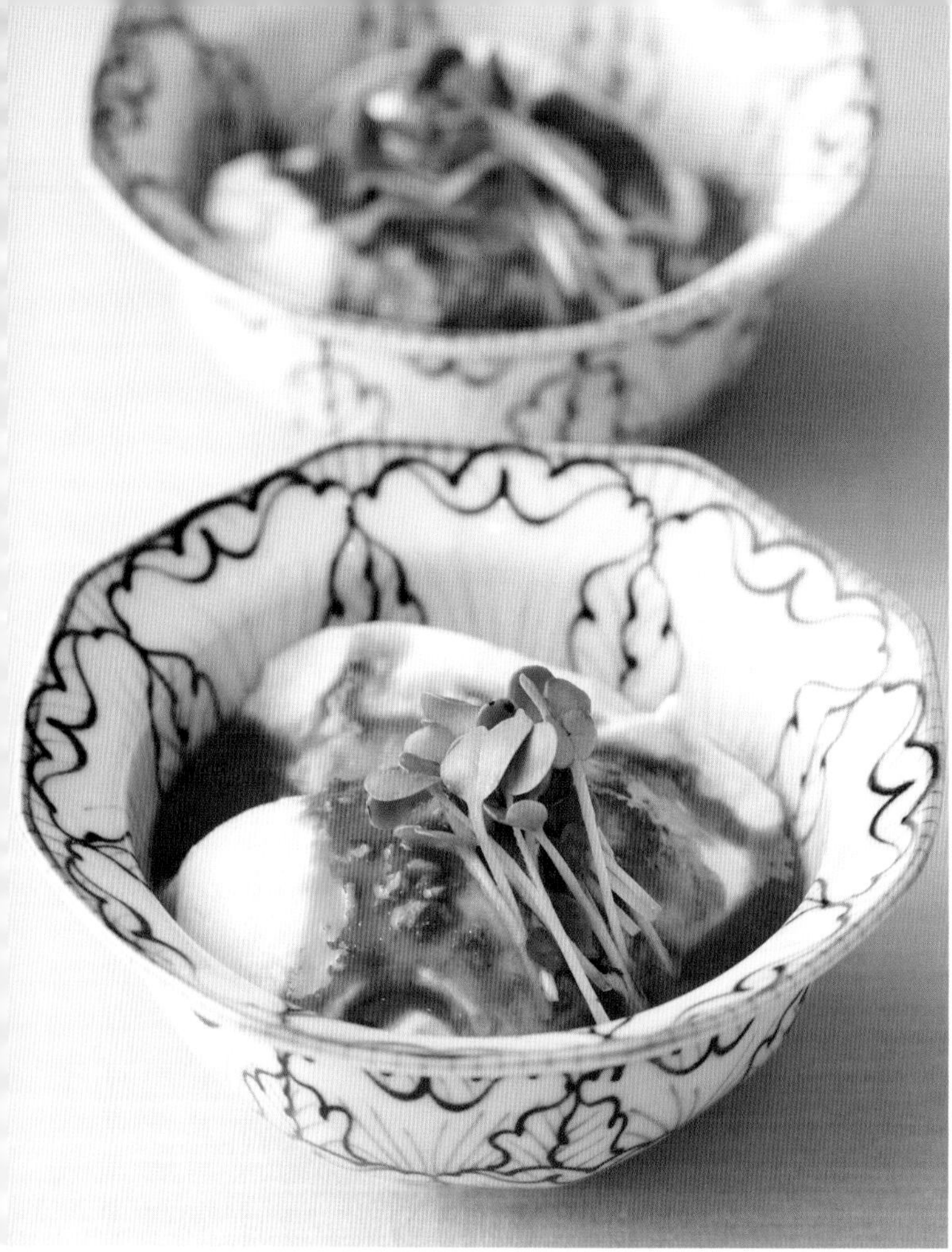

おぼろ温豆腐のごまだれ

温かい豆腐とごまだれで滋味深いおいしさに。
レンチンで簡単に作れ、身も心もホッとなごみます。

乾燥

胃弱

疲労

材料（2人分）

おぼろ豆腐 …… 約300g
薬膳ごまだれ …… 大さじ2
貝割れ菜 …… 適量

作り方

1 耐熱皿におぼろ豆腐を盛ってラップをふんわりかけ、電子レンジ（600W）で2分加熱する。

2 器に出た豆腐の水分を捨てて薬膳ごまだれをかけ、貝割れ菜をのせる。

Memo おぼろ豆腐がないときは、やわらかめの木綿豆腐でも。
貝割れ菜は小ねぎの小口切りにかえてもOK。

えびアボカドのごまだれ

お通じ改善のアボカド、からだを温めるえびのコンビに乾燥を潤すごまだれをプラスして。

腸活 乾燥 胃弱 疲労 冷え

材料（1人分）

- アボカド …… 1/2個
- ゆでえび（市販）…… 6尾
- 薬膳ごまだれ …… 大さじ2

作り方

1. アボカドは半分に切って種と皮をとり、薄くスライスする。
2. 皿にアボカド、えびを盛り、薬膳ごまだれを添える。

Memo

たれはアボカドとえびにかけたり、さっくり和えてもOK。えびもアボカドも胃の働きをよくし、食欲不振を改善します。

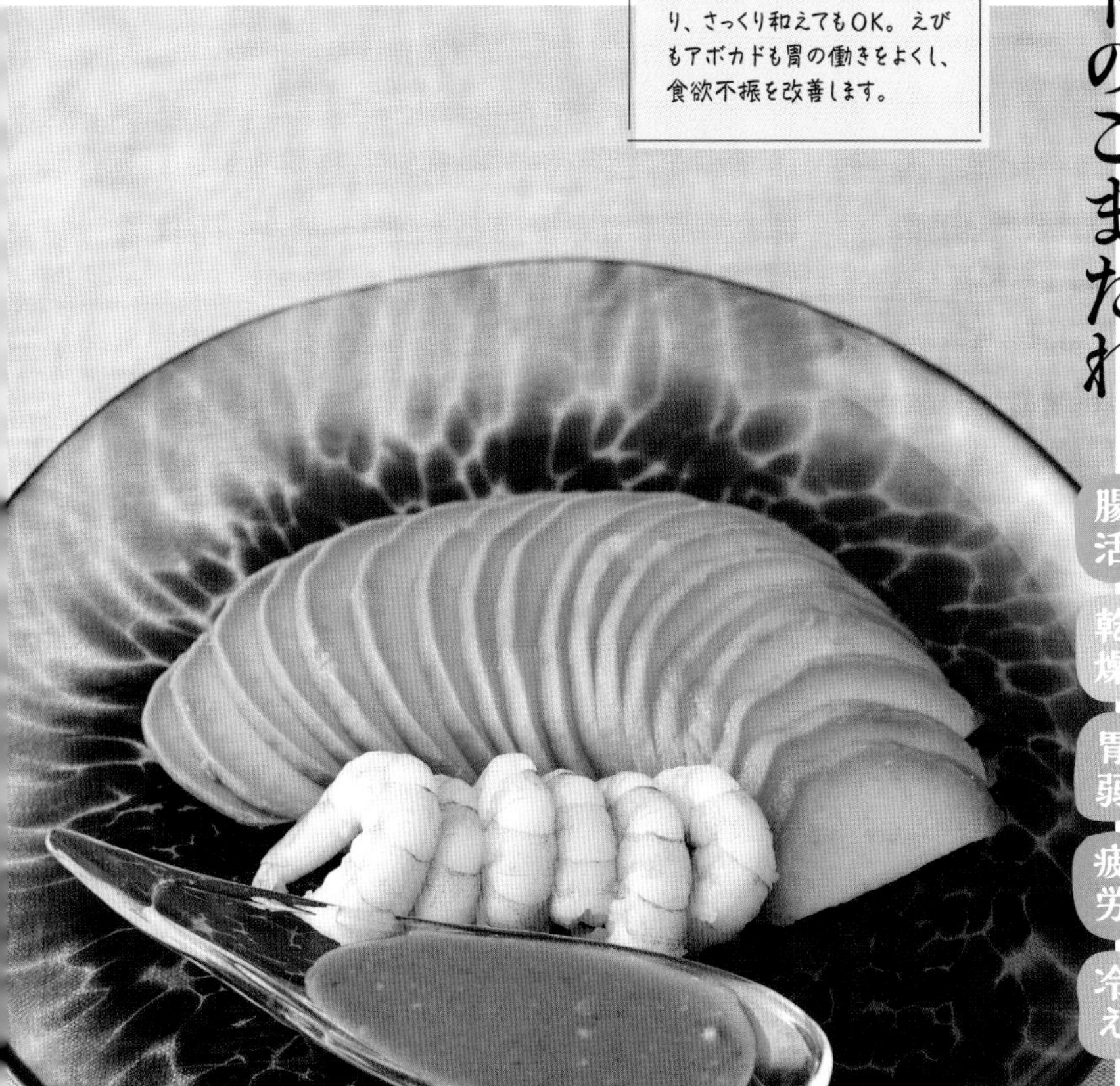

ねぎ油

長ねぎの旨み、甘みがごま油に溶け込み、シンプルだけどクセになる味に。

どんなたれ？

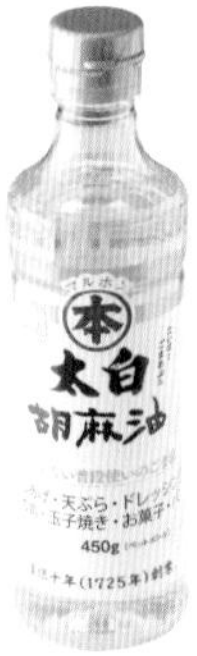

長ねぎ、にんにく、塩、ごま油だけのシンプルなレシピですが、かけたり、炒めたり、和えたりと万能選手。作っておくととにかく重宝で、ひと味足りない料理をグッとおいしくしてくれます。ポイントは太白ごま油。香りがマイルドなので、いろいろな食材に合わせやすく仕上がります。

効能ポイント

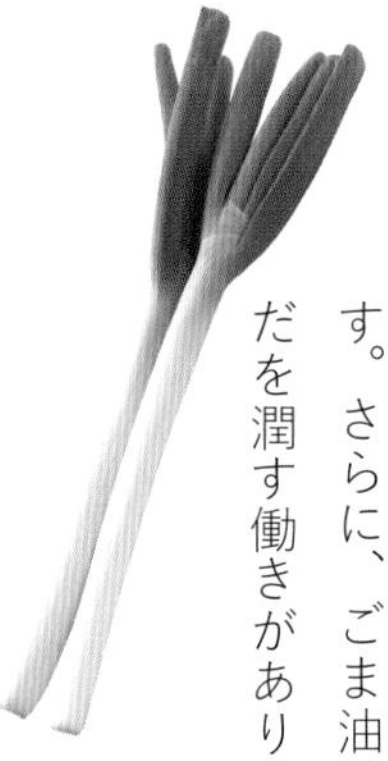

長ねぎは、からだを温めるので風邪の初期症状や冷えによる痛みを改善します。また、胃腸の働きをよくするので、お腹の冷えと下痢などが気になるときにもおすすめの食材。にんにくもからだを温める力が強く、血行不良の改善に役立ちます。さらに、ごま油はからだを潤す働きがあります。

こんな食べ方で！

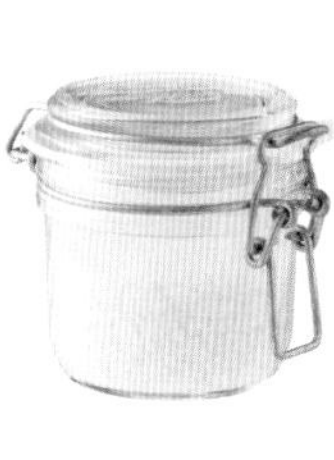

野菜、肉、魚介などどんな食材にも合いますが、おすすめは卵。長ねぎのまろやかな旨み、甘みは、卵の味を消さずに引き立てます。また、インスタントラーメンにプラスすると独特のクセがやわらいでおいしさアップ！

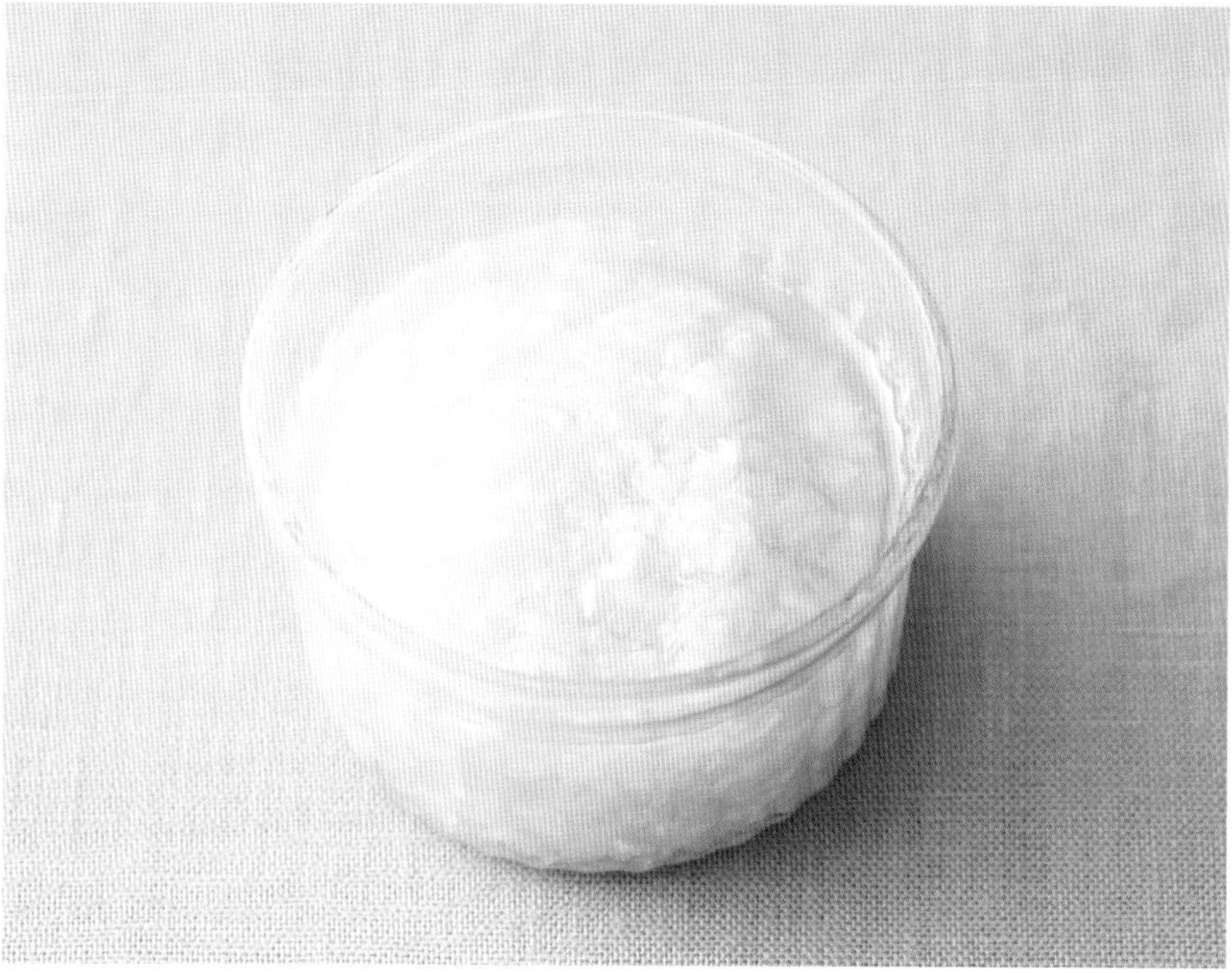

材料

長ねぎ …… 1本

塩 …… 小さじ1と1/2

にんにく（すりおろし）…… 小さじ1

太白ごま油 …… 100cc

作り方

1 長ねぎはみじん切りにして大きめの耐熱ボウルに入れる。

2 長ねぎの上に塩、にんにくをのせ、熱した太白ごま油をにんにくめがけてかけ、しっかり混ぜる。

※熱いごま油とにんにくを手早くなじませるのがコツ。

保存 Memo

・完全に冷めてから密閉できるガラス瓶などに入れ、冷蔵庫で保存する。保存期間は約1カ月。

・保存中に、にんにくの成分により緑や灰色のような色に変わることがあるが食べても大丈夫。

小さな野菜のねぎ油がけ

野菜を切ってたれをかけるだけで
目にもキレイな小皿料理があっという間にでき上がり！

腸活
むくみ
胃弱

材料（各2人分）

水なす …… 1個
プチトマト …… 8個
パクチー …… 2枝
アボカド（小）…… 1個
ねぎ油 …… 適量

作り方

1 水なすは皮をピーラーでしま模様にむいてひと口大に切り、ねぎ油大さじ1で和える。

2 プチトマトは半分に切り、パクチーは葉だけをちぎり、ねぎ油大さじ1で和える。

3 アボカドは種と皮をとって8㎜厚さに切り、器2つに盛り分け、ねぎ油小さじ2ずつをかける。

Memo	夏限定ですが、水なすはねぎ油とよく合うのでぜひお試しください。なす、トマトはからだの余分な熱をとり、胃腸の働きを改善。

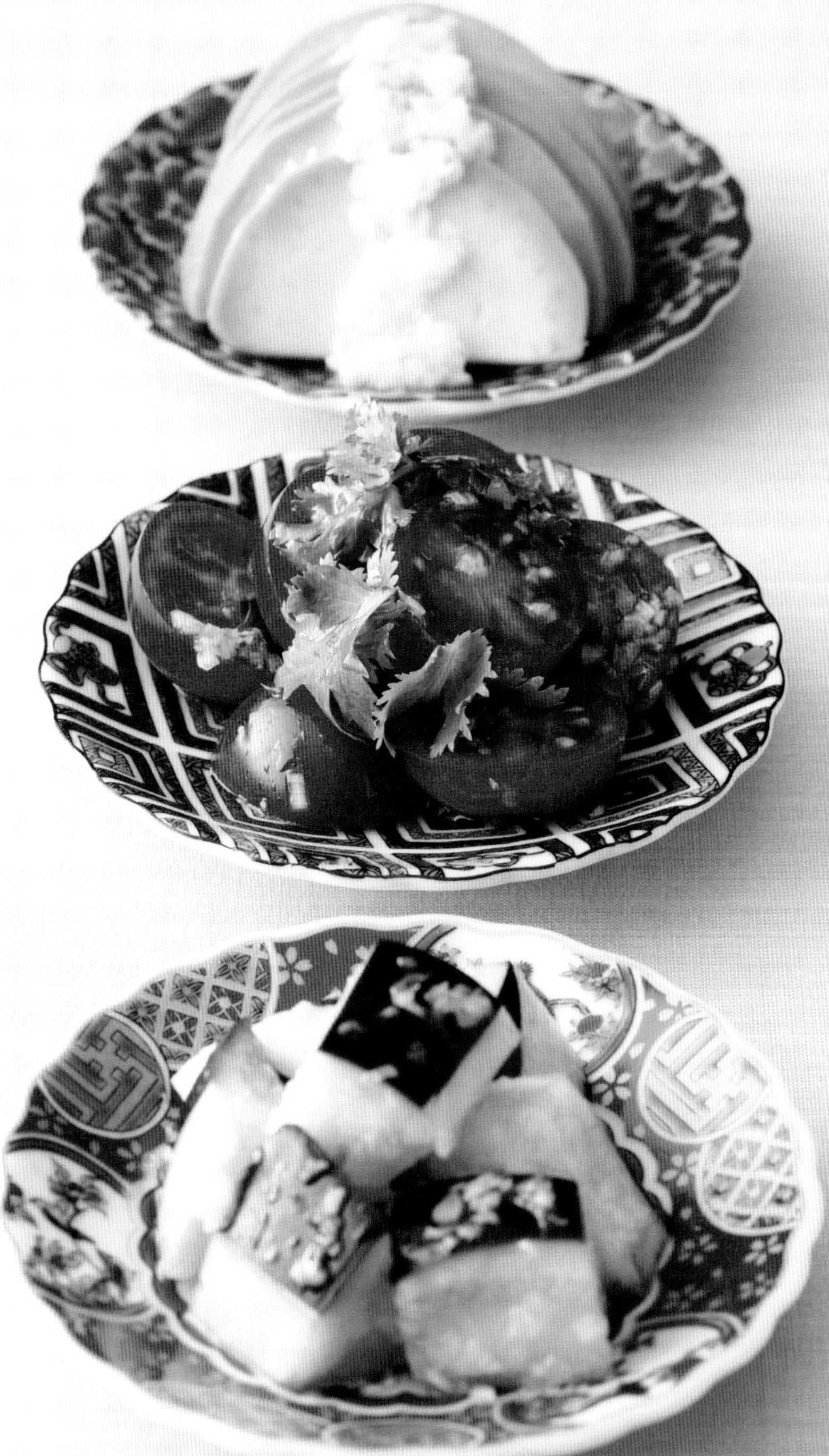

チャーシューとザーサイの和え物

ねぎ油さえあれば、市販品をさっと和えるだけで
気のきいたおつまみがすぐでき上がります。

胃弱　疲労　冷え

材料（2人分）

チャーシュー …… 60g
ザーサイ（塩漬け）…… 30g
小ねぎ …… 2本
ねぎ油 …… 小さじ2

作り方

1 チャーシューは食べやすい大きさに切る。

2 ザーサイは食べやすい大きさの薄切りにし、10分ほど水につけて塩抜きし、水けをふく。

3 ボウルに**1**、**2**、3㎝長さに切った小ねぎ、ねぎ油を入れて和える。

Memo	味つけザーサイを使う場合は、ねぎ油は控えめに加え、味をみながら加減してください。

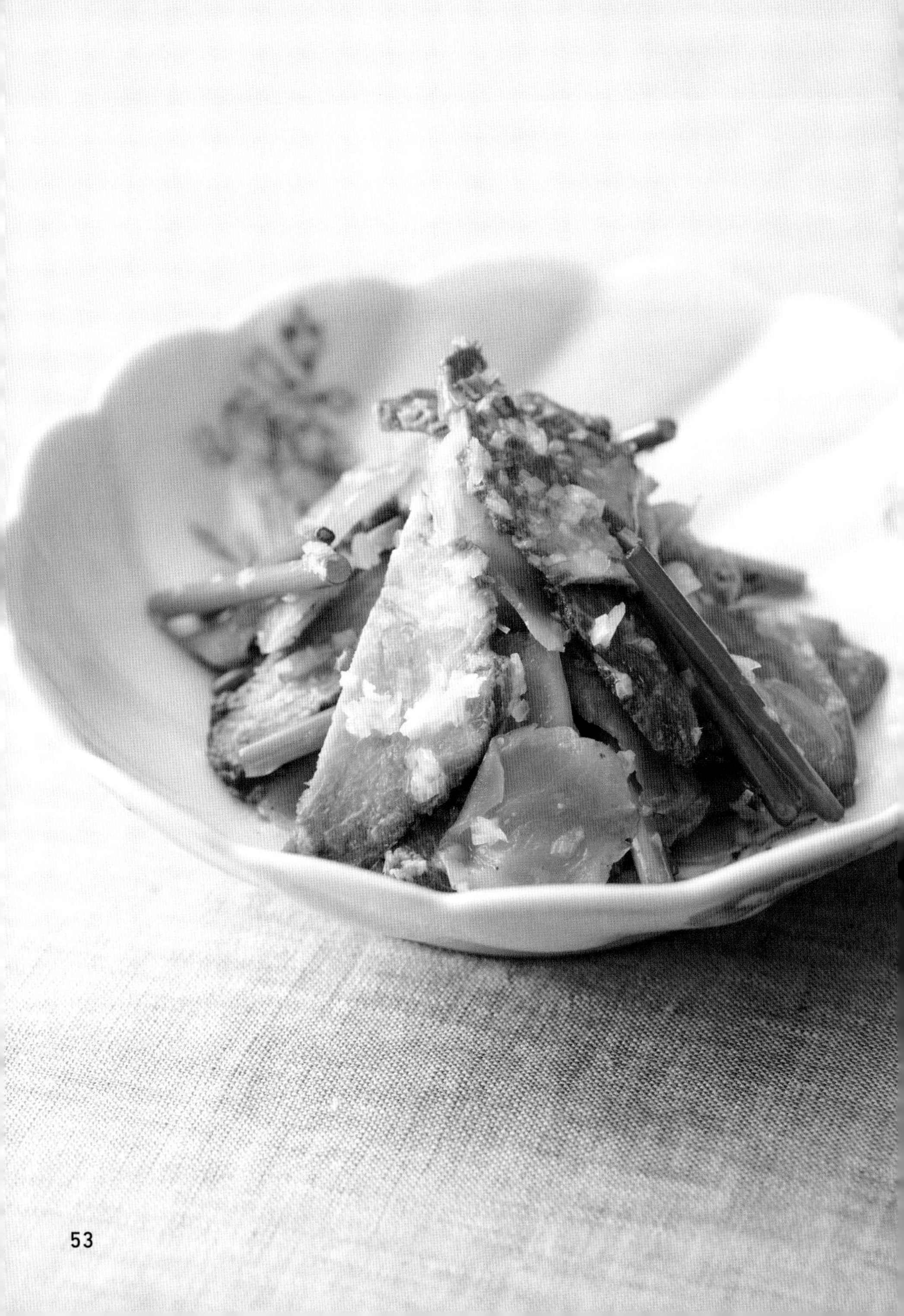

釜揚げしらすとおかひじきのナムル

おかひじきはからだの余分な水をとってむくみの改善に役立ちます。
その食感としらすの旨みがマッチしてあとをひくおいしさに。

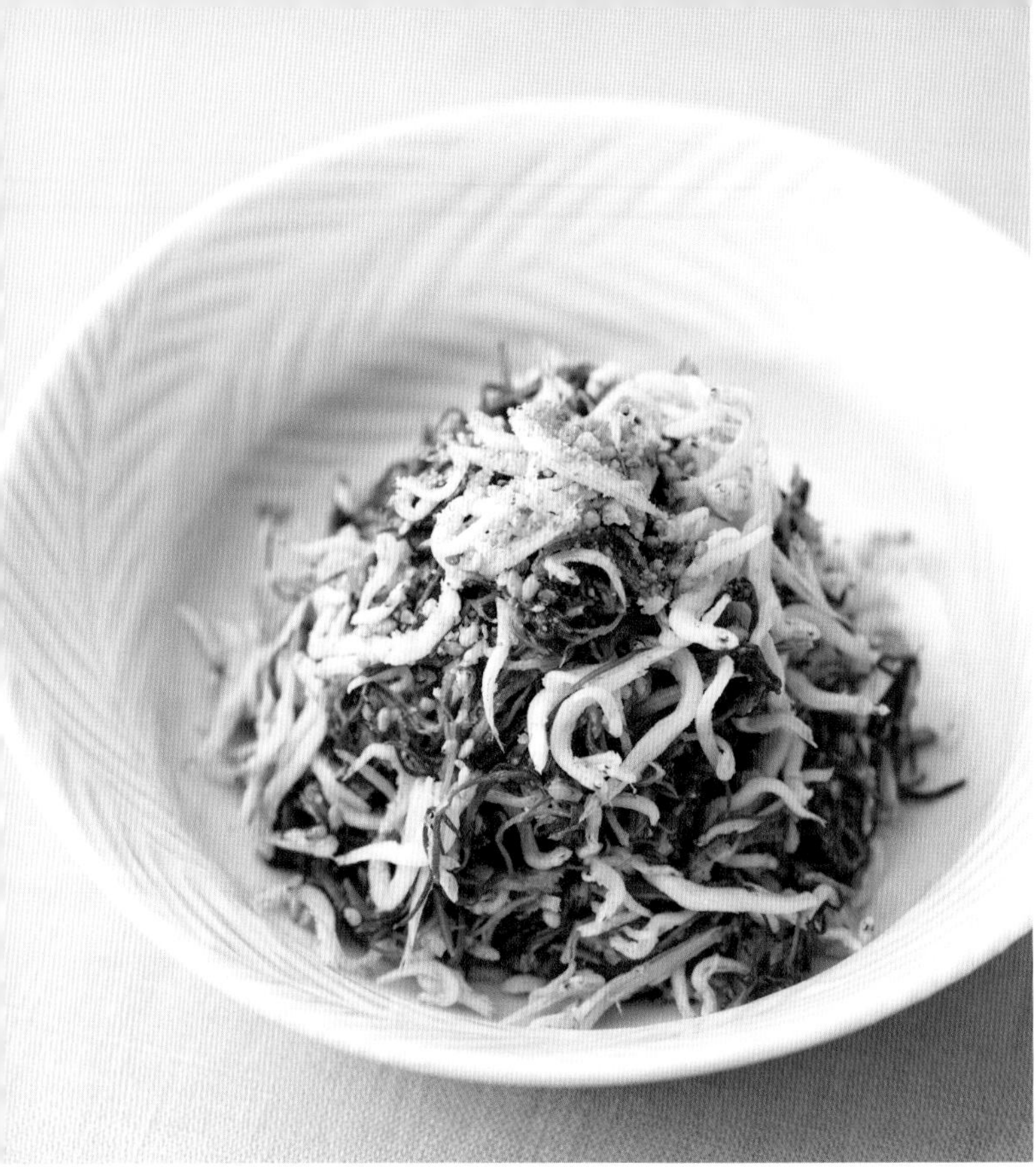

胃弱　ストレス　疲労

材料（2人分）

- おかひじき …… 1パック
- 釜揚げしらす …… 60g
- すり白ごま …… 小さじ1
- ねぎ油 …… 大さじ1
- 塩 …… 少々

作り方

1 おかひじきは根元のかたいところを2㎝ほど切り落とし、塩を入れた熱湯で1分半ゆでて流水にさらし、水けをしぼって食べやすく切り、再度しっかり水けをしぼる。

2 **1**をボウルに入れ、ねぎ油を加えて和え、すりごまを混ぜる。

3 しらすを加え、つぶれないようにそっと合わせる。

Memo　おかひじきのシャキシャキ食感とあざやかな緑色を残すために、なるべく短時間でゆでて急冷することが大事です。

卵とねぎ油は相性抜群！
やわらかに仕上げてソースのようにいただきます。

アスパラガスと卵の炒め物

むくみ
胃弱
ストレス
疲労

材料（2人分）

アスパラガス …… 6本
卵 …… 2個
太白ごま油 …… 小さじ1
ねぎ油 …… 大さじ1
マヨネーズ …… 大さじ1
塩 …… 小さじ1/6

Memo

味をみて塩けが足りないときはねぎ油を少しかけてください。アスパラガスは、水分代謝を助け、食欲を増進させて元気をつけてくれます。

作り方

1 アスパラガスは根元を1～2cm切り、下1/4の皮を薄くむき、ごま油を熱したフライパンに並べて中火にし、蓋をしてやわらかくなるまで蒸し焼きにし、器に盛る。

2 卵は割ってカラザをとり、マヨネーズ、塩を加えてよく混ぜる。

3 フライパンにねぎ油を入れて強中火で熱し、**2**を入れて火が入り始めたら手早く混ぜ、半熟のスクランブルエッグにし、**1**にのせる。

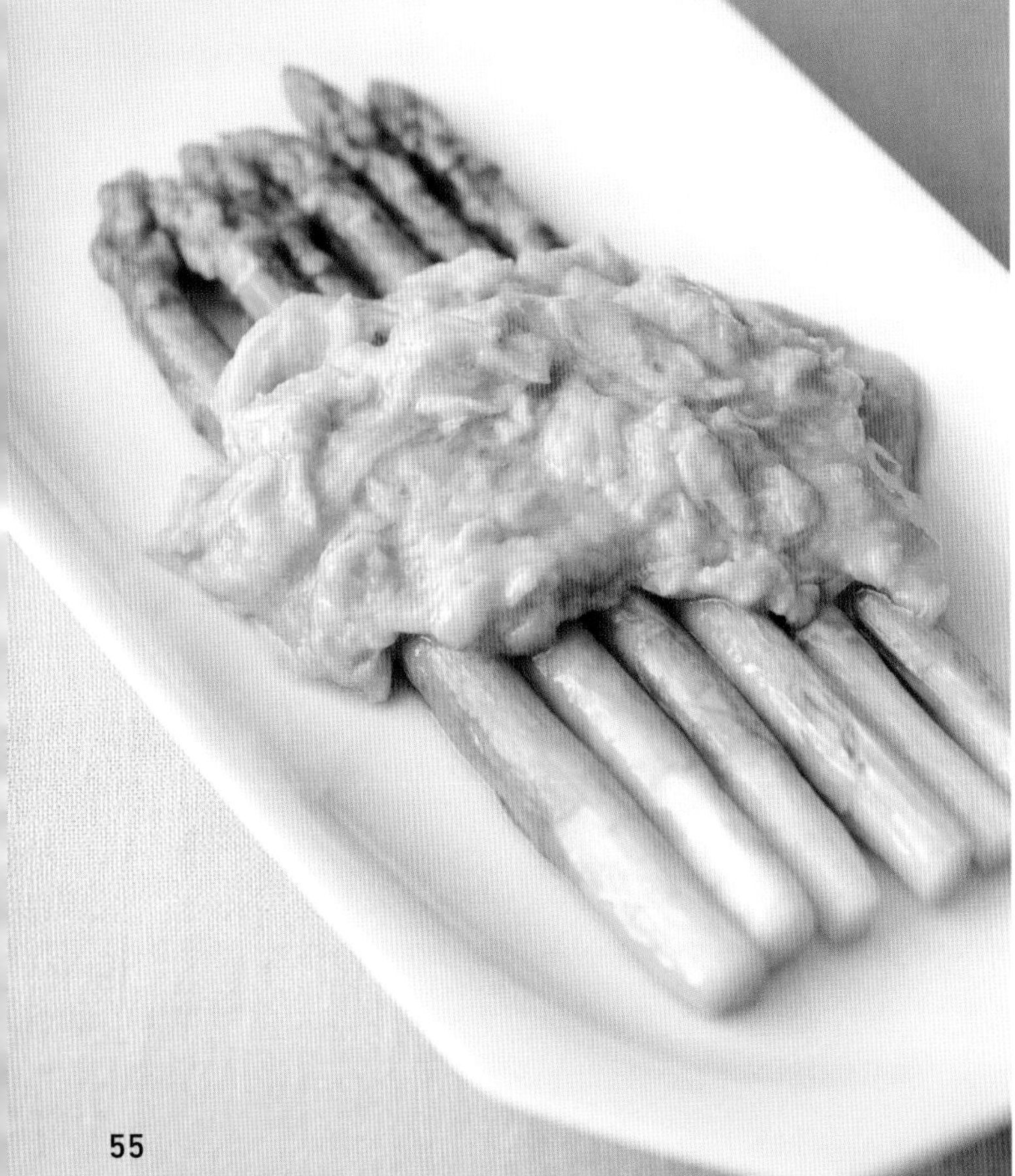

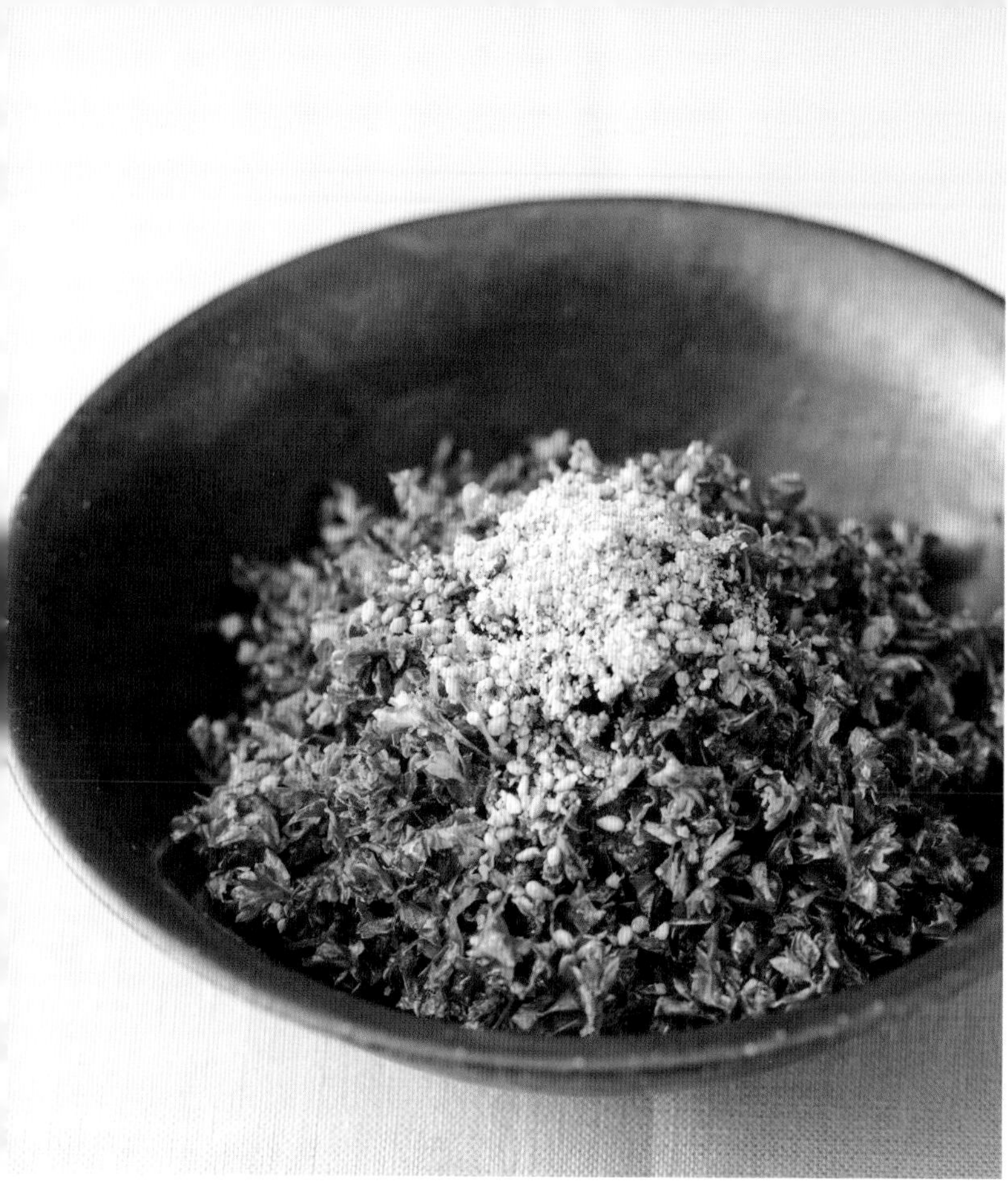

ねぎ油で和えるとあら不思議！
たっぷりのパセリがどんどん食べられます。

パセリのナムル

胃弱　疲労　冷え

作り方

1 パセリは葉だけを摘み、水をはったボウルに入れてよく洗い、しっかり水きりして粗みじん切りにする。

2 **1**、ねぎ油、すりごまを混ぜて器に盛り、さらにすりごまを天盛りにする。

材料（作りやすい量）

パセリ …… 1袋
ねぎ油 …… 大さじ1
すり白ごま …… 小さじ2

Memo
血行不良、胃もたれ、消化不良などの改善に役立ち、増血作用があるパセリ。細かな葉っぱにゴミや汚れがあるので、水中でよく洗うこと。仕上がりが水っぽくならないように、水けをしっかりきりましょう。

とうもろこしの卵とじスープ

とろみをつけてから加えると卵がふんわり。
とうもろこしの食感との対比でおいしくいただけます。

腸活　むくみ　胃弱　疲労

材料（2人分）

とうもろこし(ホール缶) …… 1缶(140g)
チキンスープ …… 400cc
卵 …… 1個
水溶き片栗粉
　片栗粉・水 …… 各大さじ1
ねぎ油 …… 小さじ2

作り方

1 鍋にとうもろこし（缶汁をきる）、チキンスープを入れて中火で煮立て、水溶き片栗粉を加えて沸騰させ、とろみをつける。

2 再び煮立たせ、溶きほぐした卵を細く回し入れ、混ぜたら火を止める。

3 器に盛り、ねぎ油を加える。

Memo

ねぎ油の分量はお好みで加減してください。とうもろこしは水分代謝を正常にする働きがあるので、余分な水分が原因のだるさを改善し、疲労回復にもよい食材です。

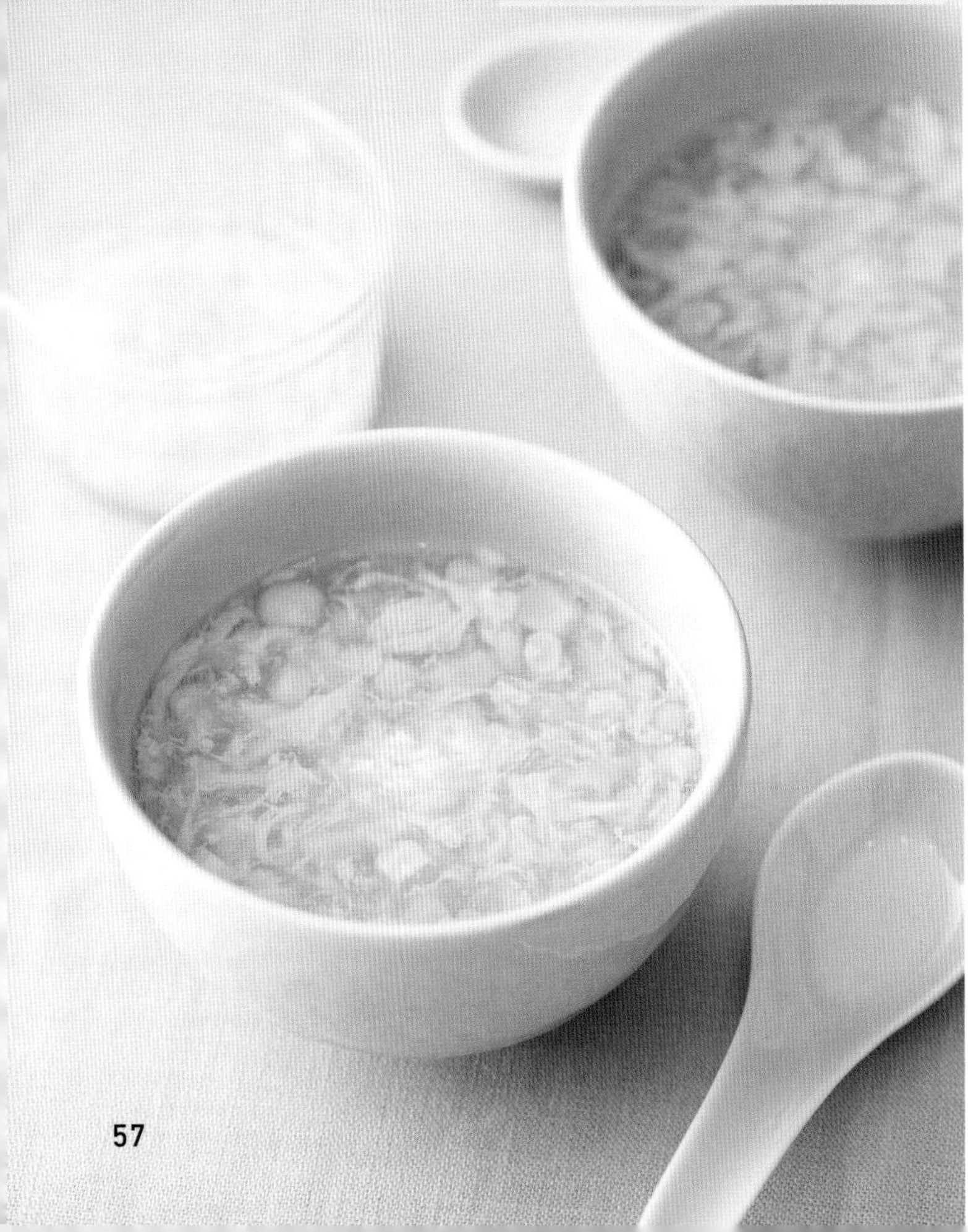

温める食材たちの旨みと食感が料理に楽しいアクセントをプラス！

食べる薬膳ラー油

どんなたれ？

素材の旨み、辛み、甘みをじっくりごま油に引き出したラー油です。市販品とは違って砂糖や塩、しょうゆなどを使っていないのでナチュラルな味わいが自慢。時間がたつほどに風味が深まり、変化も楽しめます。辛みづけにはもちろん、シンプルな料理にアクセントをつけたいときにも、とても重宝するたれです。

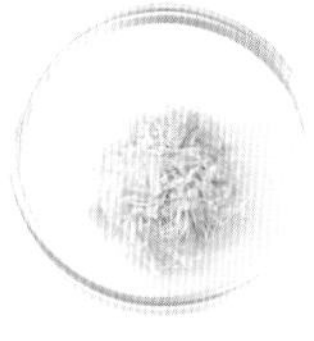

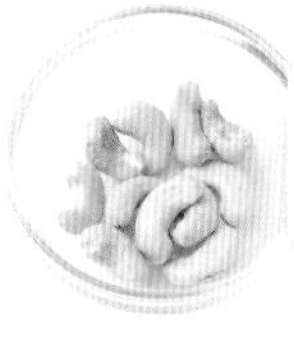

効能ポイント

豆豉は黒大豆を発酵させたもので風邪やほてり、食欲不振を改善します。干しえびはからだを温め、干し貝柱は食欲を増進させます。カシューナッツは疲労回復やストレス緩和を助けます。これらに香味野菜、唐辛子、花椒のパワーが合わさり、冷え、疲労、食欲不振を改善する力が高まります。

こんな食べ方で！

いろいろな料理にかけて。ラーメンなど中華麺はもちろん、パスタや日本そばにも合います。おすすめはお鍋。ポン酢やごまだれに加えて味変すると飽きずにいただけます。

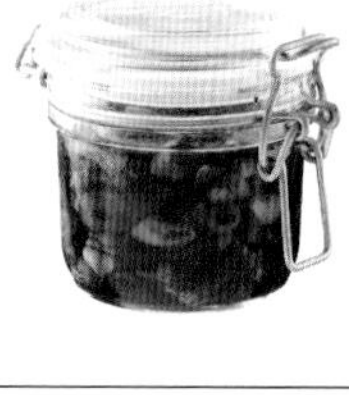

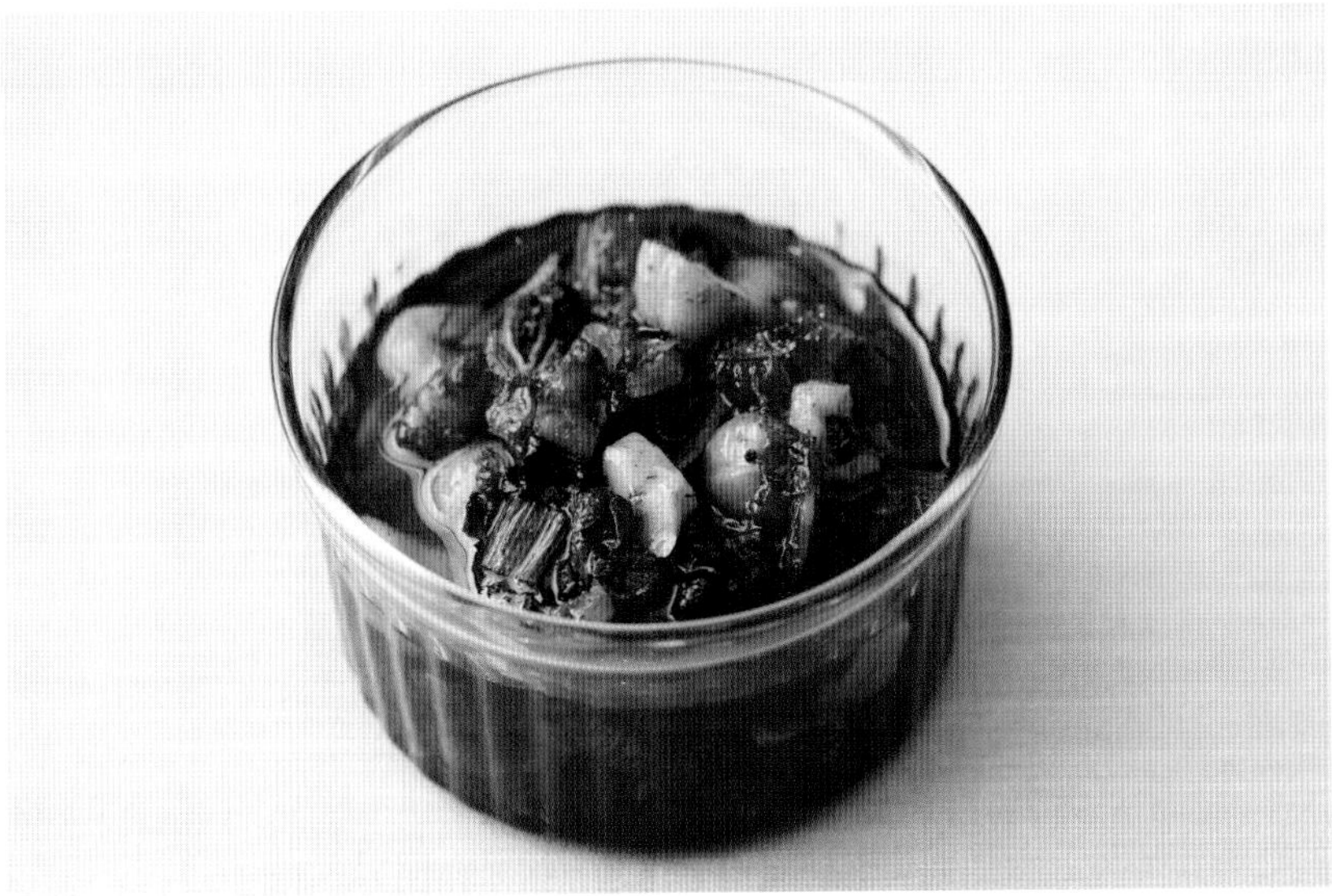

作り方

1 豆豉は粗みじん切り、干しえびは粗みじん切り、カシューナッツはざく切り、長ねぎは縦半分に切って5㎜幅に切り、にんにくはつぶして1片をざく切りにする。

2 フライパンにごま油、にんにくを入れて弱火で2分ほど加熱し、香りが立ったら残りの**A**のすべてを加え、弱火で7分ほど加熱する。

3 粉唐辛子を加えて混ぜながら1分ほど加熱し、花椒を加えてさらに1分加熱し、火を止める。

材料

A
- 豆豉 …… 20g
- 干しえび …… 30g
- 干し貝柱（細割れ）…… 10g
- カシューナッツ …… 30g
- 長ねぎ …… 1本
- しょうが（粗みじん切り）…… 30g
- にんにく …… 6個

太白ごま油 …… 200cc

粉唐辛子（細挽き。一味唐辛子でもOK）…… 小さじ1と1/2

花椒（ホール）…… 小さじ1

※干しえび、干し貝柱は洗って水けをふく。貝柱で細く割けていないものがあれば手で割いておく。

保存 Memo

・完全に冷めてから密閉できるガラス瓶などに入れ、秋冬は常温保存（暑い場所は避ける）、暑い季節は冷蔵保存する。保存期間は約1カ月。

・使うときは全体をかき混ぜてから必要量をとるとよい。

海鮮のラー油和え

お刺身にかけるだけで凝った前菜風のひと皿に。
冷菜ですがラー油のおかげでからだが冷えません。

乾燥　胃弱　ストレス　疲労

材料（3人分）

たこ（ゆで）…… 約60g
ほたて貝柱（刺身用大粒）…… 6個
塩 …… 小さじ1/6
食べる薬膳ラー油 …… 大さじ1

作り方

1 たこは薄くスライスし、ほたては横半分に切って塩をふる。

2 皿に盛り、食べる薬膳ラー油をかける。あれば貝割れ菜をあしらう。

Memo	たこは美肌作り、ほたてはからだに潤いを与え、疲労回復に役立ちます。お刺身はほかに、ゆでえび、甘えび、いか、ぶりなどでもおいしく作れます。

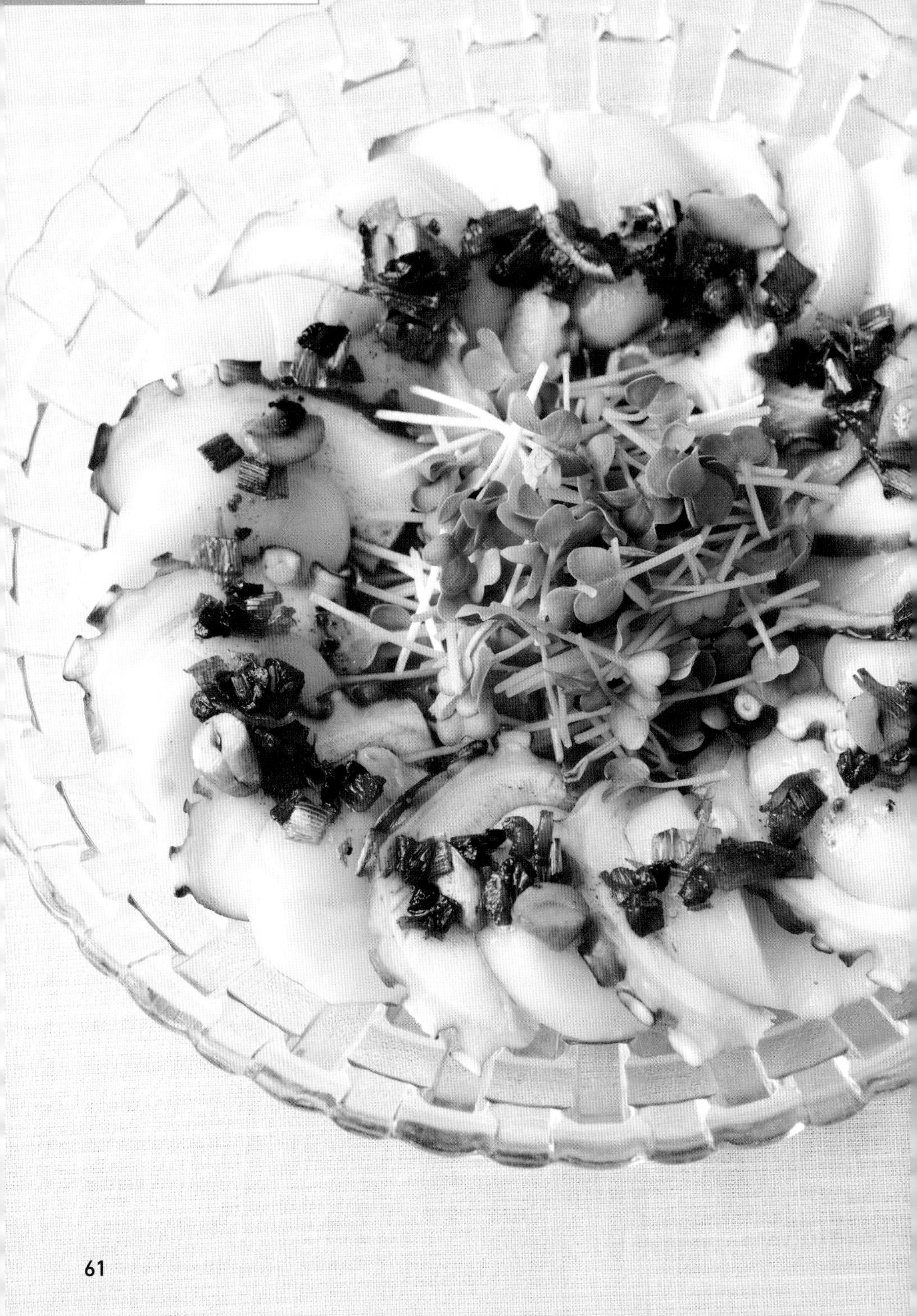

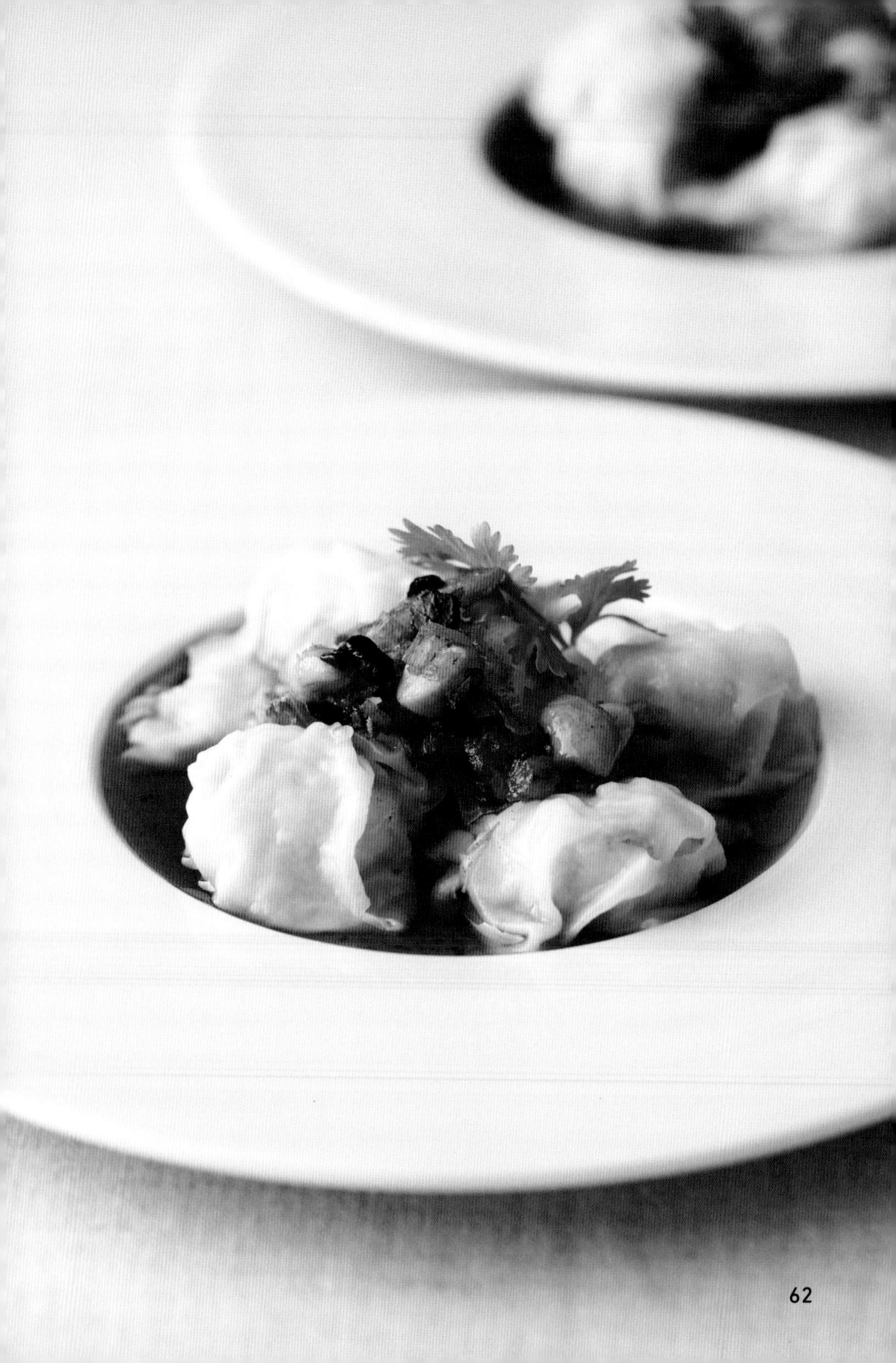

えびワンタンの食べるラー油がけ

酢じょうゆとラー油で絶品のたれになります！
ぎょうざにもおすすめの〝たれ活用法〟です。

乾燥　胃弱　疲労　冷え

材料（作りやすい量）

むきえび …… 100g
豚ひき肉 …… 60g
長ねぎ（みじん切り）…… 10㎝分
ワンタンの皮 …… 20枚
A 酒 …… 小さじ1と1/2
塩 …… 小さじ1/4
こしょう …… 少々
ごま油 …… 小さじ1
B 酢 …… 大さじ1
しょうゆ …… 小さじ4
みりん …… 小さじ1
食べる薬膳ラー油 …… 大さじ2

作り方

1 えびは塩、片栗粉各適量（ともに材料外）をもみ混ぜ、水できれいに洗って水けをふき、包丁の腹でたたいてから細かく切る。

2 ボウルに豚ひき肉、**A**を入れて手で練るように混ぜ、**1**と長ねぎを加えて混ぜ、ワンタンの皮で包む。

3 たっぷりの沸騰した湯に**2**を入れ中火にし、2分くらいゆでる。一度に6～7個ずつ入れ、3回に分けてゆでるとよい。

4 **B**を混ぜて盛りつけの器に分け入れ、しっかり湯をきった**3**をのせ、食べる薬膳ラー油をかける。あればパクチーをあしらう。

Memo	塩と片栗粉をもみ混ぜると、えびの汚れがすっきりとれます。そのあと水けをしっかりとるのも大事なコツ。

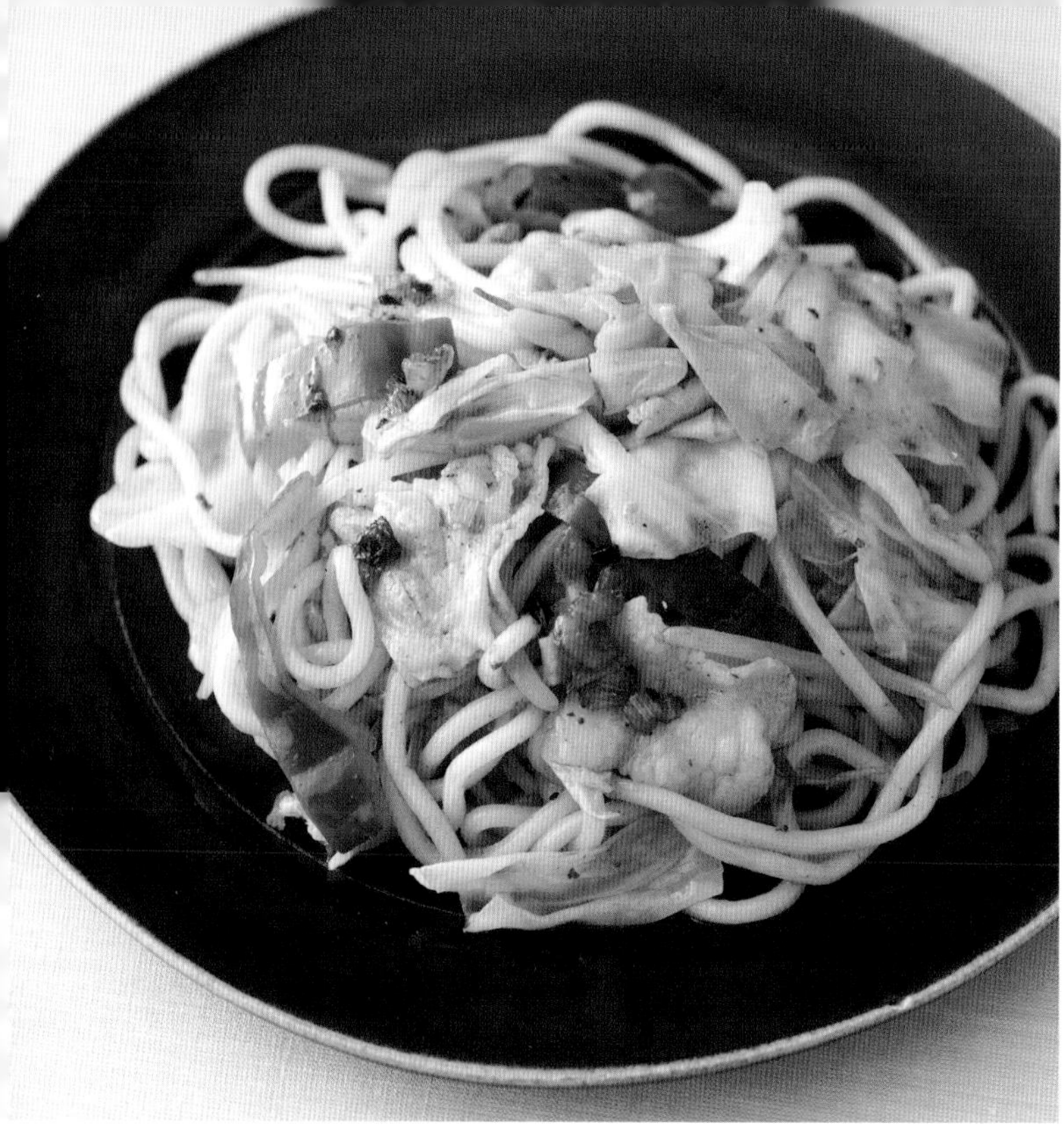

塩焼きそば

野菜たっぷりであっさり味の焼きそばに
食感と味わい豊かなラー油でおいしいアクセントを。

むくみ　胃弱　ストレス　疲労

材料（2人分）

中華麺（焼きそば用）…… 2玉
豚薄切り肉 …… 150g
キャベツ …… 150g
もやし …… 1/2袋
ピーマン …… 1個
ごま油 …… 小さじ1
塩 …… 小さじ1/4
粗挽き黒こしょう …… 少々
A｜チキンスープ …… 30cc
　｜塩 …… 小さじ1/2
食べる薬膳ラー油 …… 大さじ2

作り方

1. 豚肉、キャベツ、ピーマンは食べやすく切る。麺は固まっていたらほぐす。**A**は混ぜる。
2. フライパンにごま油を入れて中火で熱し、豚肉を入れて塩、こしょうをふり、色が変わるまで焼く。強火にしてキャベツ、もやしの順に入れて炒め合わせる。
3. キャベツが少ししんなりしたら麺、**A**、ピーマンを加え、強中火で炒め合わせ、食べる薬膳ラー油を回し入れて混ぜ、なじませる。

Memo　キャベツは弱った胃の働きをよくします。ピーマンはイライラをやわらげ、もやしは水分代謝に役立ちます。

5分で作れる簡単・シンプルスープが
ラー油のトッピングで冷え撃退の一品に。

コク辛にら玉スープ

乾燥　ストレス　疲労　冷え

材料（2人分）

にら …… 1/4把
卵 …… 2個
チキンスープ …… 400cc
塩 …… 小さじ1/4
食べる薬膳ラー油 …… 大さじ1

作り方

1 にらは2cm長さに切る。

2 鍋にチキンスープを煮立てて塩で味を調える。煮立ったところに溶き卵を回し入れ、ふんわりと火が通ったらにらを加えて火を止める。

3 器に盛って食べる薬膳ラー油をかける。

Memo

にらはからだを温めて血行をよくし、卵は体力をつけてくれます。ラー油の温め力と合わさって冷えを撃退！

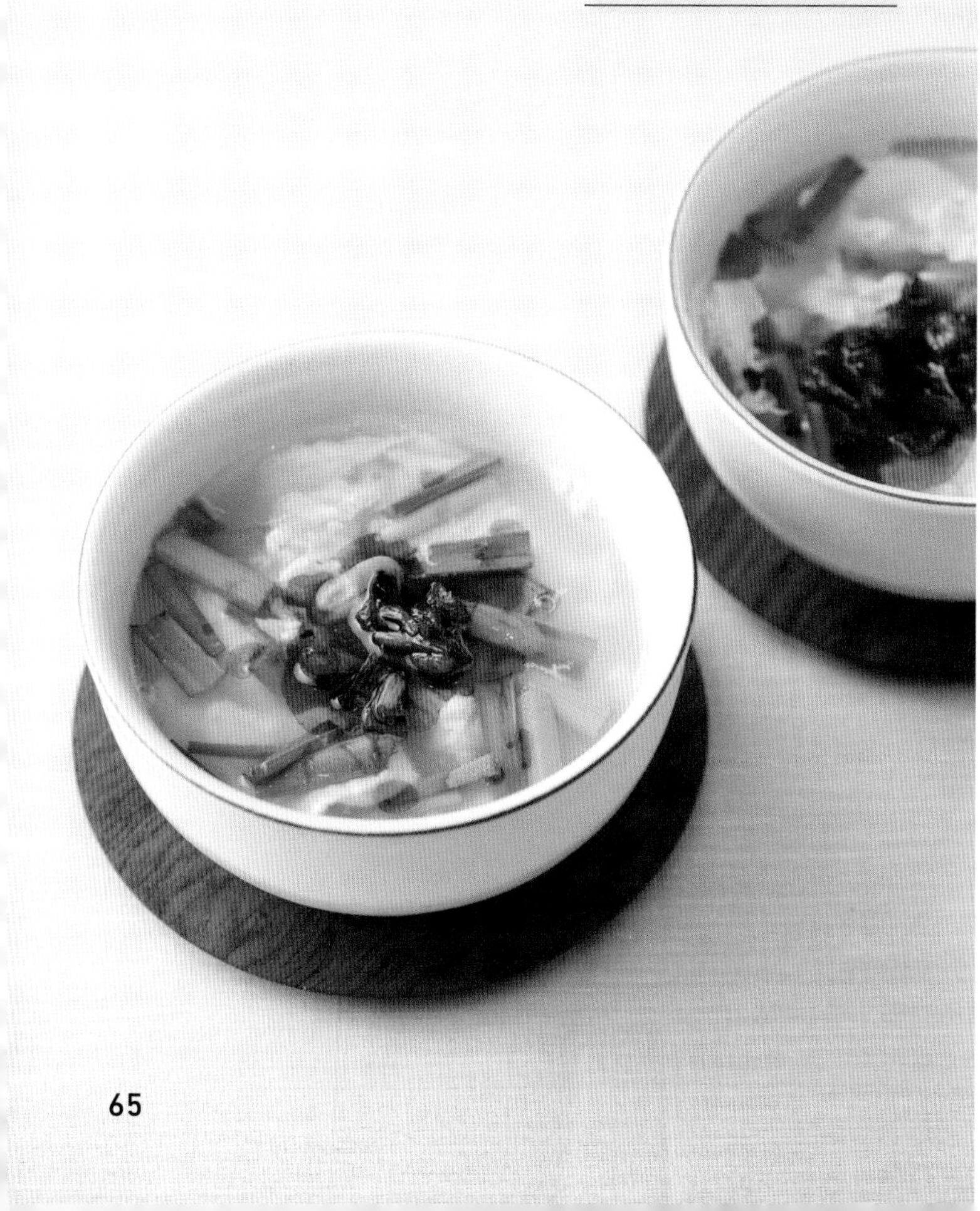

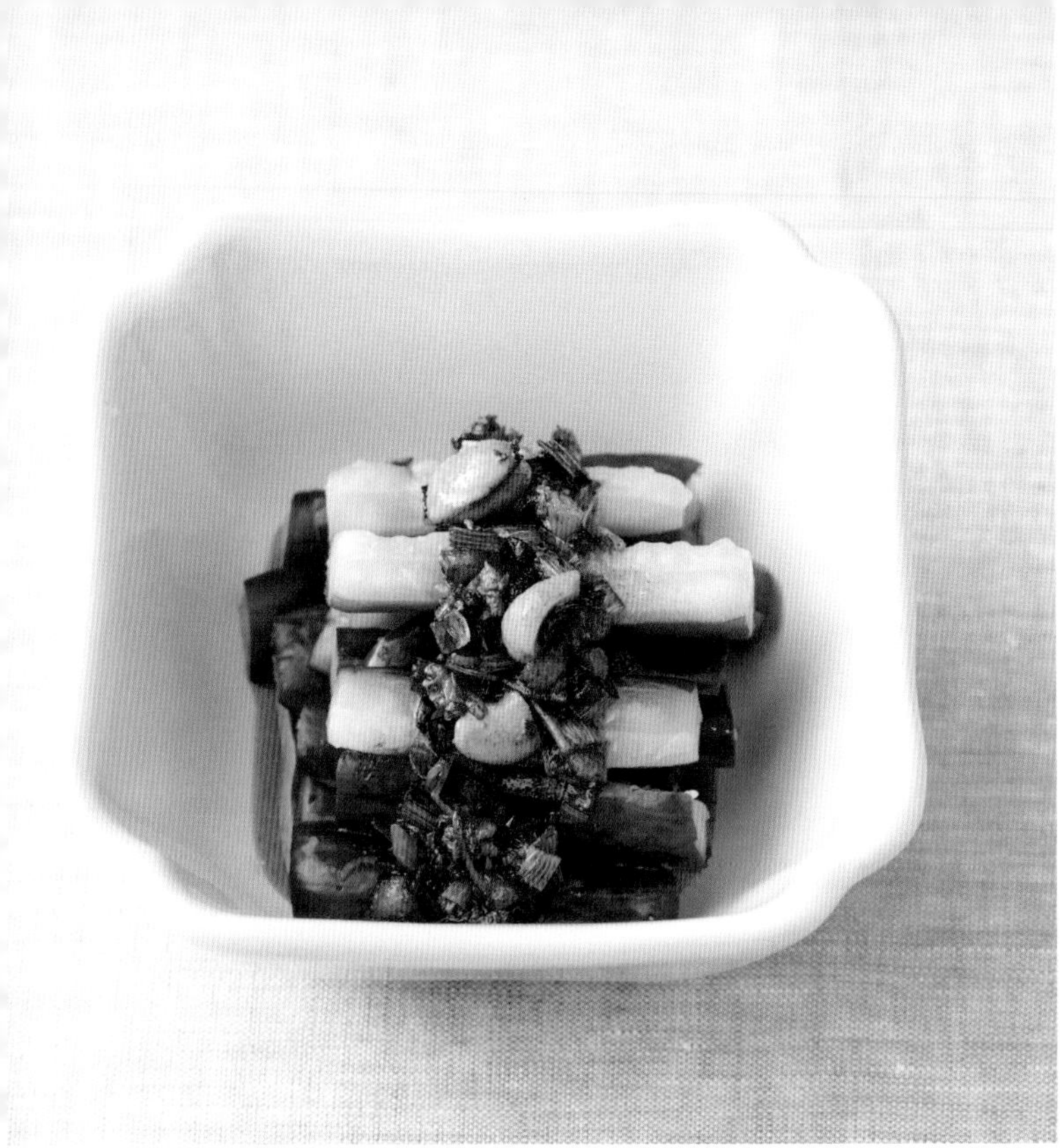

たたききゅうりの薬膳ラー油

きゅうりとラー油があればＯＫ！
水分代謝が気になるときに食べたいレシピです。

むくみ
乾燥
冷え

材料（作りやすい量）

きゅうり …… 2本
塩 …… 小さじ1と1/3
食べる薬膳ラー油 …… 大さじ1

作り方

1 きゅうりは全体を麺棒で軽くたたいて食べやすく切り、ポリ袋に塩と入れてよくなじませ、袋の空気を抜いて口を結び、15分ほどおく。

2 1の袋の角を切り、きゅうりから出た水分をしっかりきって器に盛り、食べる薬膳ラー油をかける。

Memo きゅうりは渇きをいやすと同時に余分な水分を排出します。からだを冷やすため、ラー油のような温めるたれと食べると冷えすぎを防ぎます。

レタス炒めの薬膳ラー油がけ

炒めるとカサが減って味が濃くなるレタス。ラー油のアクセントで半個だってペロッと食べられます。

腸活

むくみ

胃弱

材料（作りやすい量）

レタス …… 1/2個
ごま油 …… 小さじ1
塩 …… 小さじ1/4
食べる薬膳ラー油 …… 大さじ1

作り方

1 レタスは洗ってしっかり水けをきり、大きめに手でさく。

2 フライパンにごま油を入れて強中火で熱し、**1**、塩を入れてレタスを返しながら炒める。少ししんなりしたら手早く混ぜて火を止める。

3 器に盛り、食べる薬膳ラー油をかける。

Memo

レタスは水分代謝をよくし、お通じにも効果的。すぐに火が通るので、炒めすぎないよう注意しましょう。

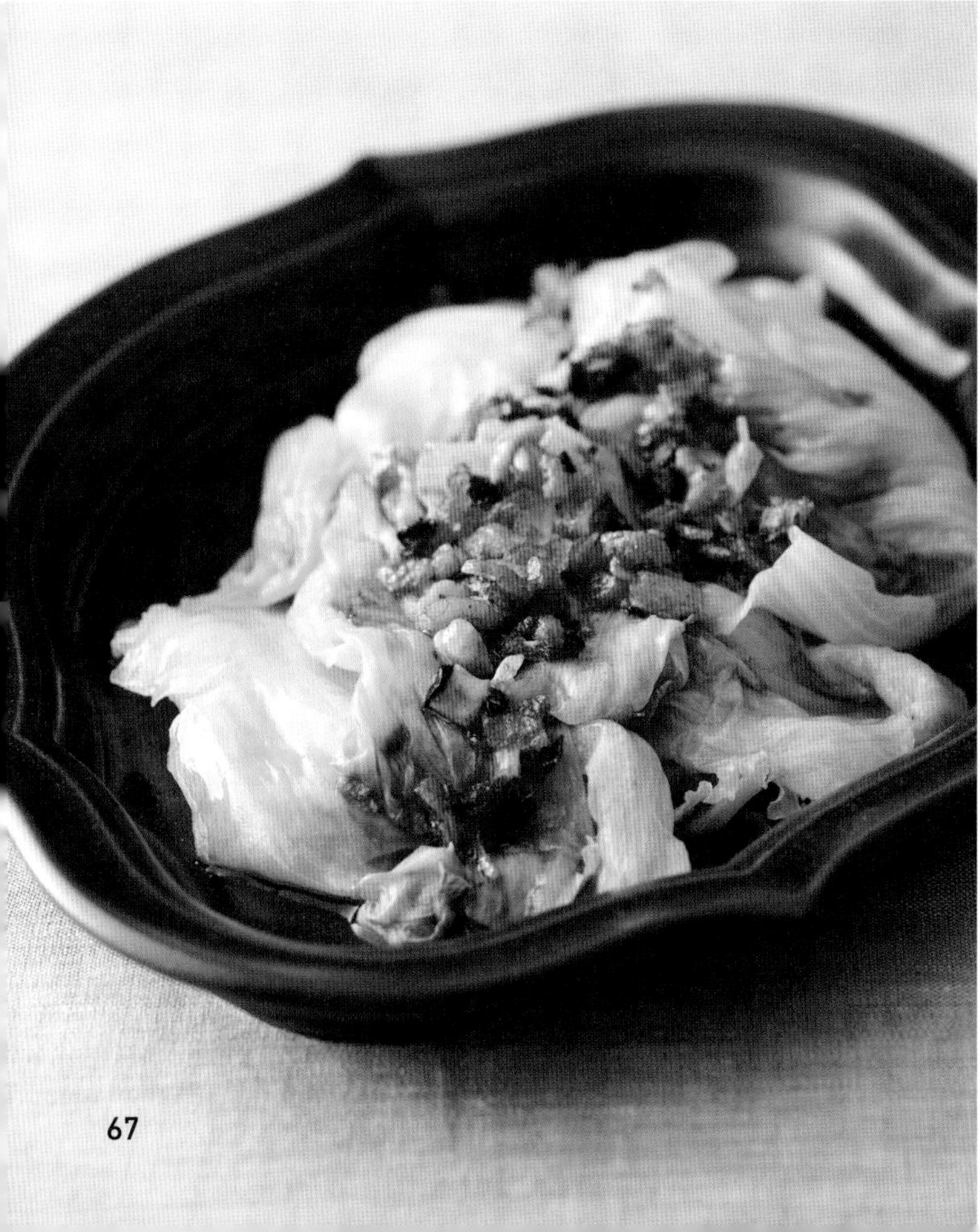

野菜の味わいと色を生かした〝まるでクリーム〟なソースです。

キャロットオニオンソース

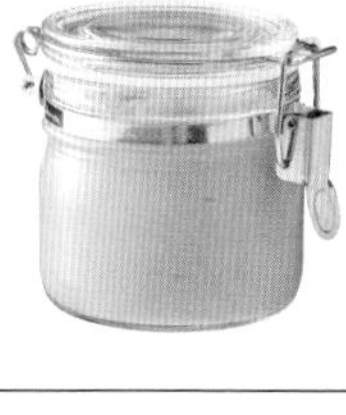

どんなたれ？

にんじんと玉ねぎの甘みを最大限に引き出したソースです。野菜を加熱するとき、水を一切加えずに素材の水分だけで煮るため、ぽってりとナチュラルな濃度に仕上がります。そのままスプーンですくって食べてもおいしいのでお試しを。また、甘みの強い新玉ねぎがある時季は、ぜひ使ってみてください。

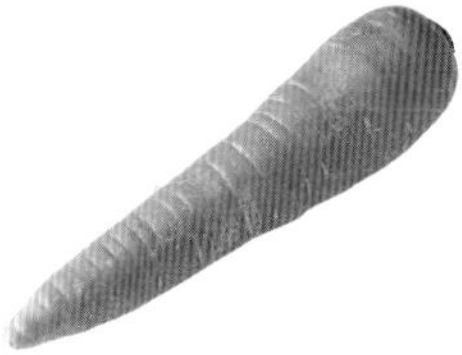

効能ポイント

にんじんは、栄養不足を補って元気をつける食材。弱った目と胃の働きを正常にする働きもあります。さらに、からだを潤して肌の乾燥や目の渇き、割れ爪などの改善に役立ちます。玉ねぎは、血行不良や胃の不快感・げっぷの改善を助けます。長引く疲労、貧血、胃の不調などが気になるときにおすすめです。

こんな食べ方で！

濃度があるのでディップして食べることができます。ご紹介したフライドポテトなどのほか、クラッカー、生野菜、タコチップもおすすめです。また、クリームチーズとも相性よし！

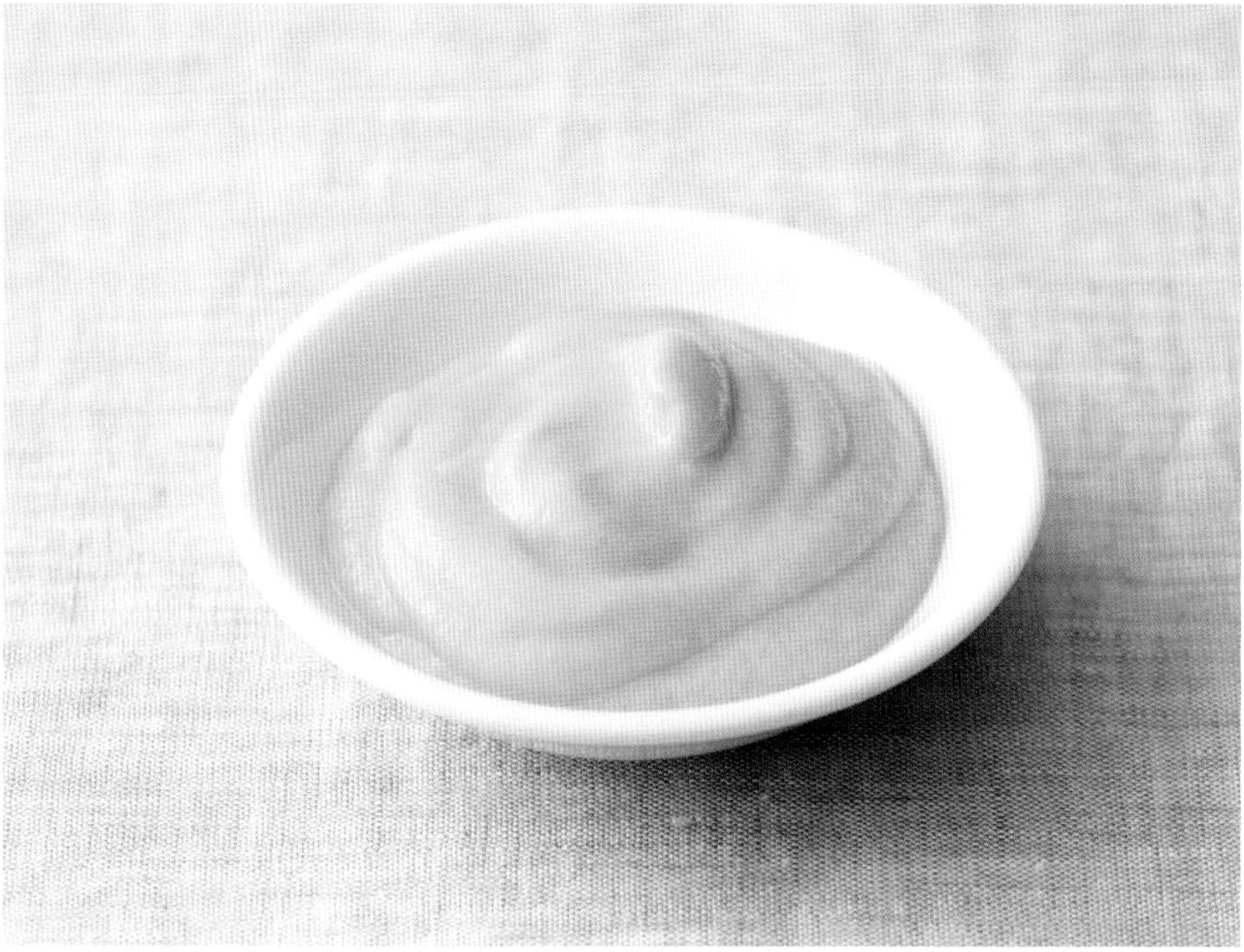

作り方

1 にんじんは薄切りにして厚手の鍋に入れ、塩6g（にんじんの1%）をふり混ぜて15分ほどおく。にんじんから水分が出るので、その水分ごと中火にかける。鍋が温まったら蓋をして弱火にし、箸で切れるほどやわらかくなるまで蒸し煮にする。

2 フライパンに薄切りにした玉ねぎ、ごま油を入れて中火にかけ、塩小さじ1/4を混ぜて蓋をし、弱火でクタクタになるまで蒸し煮にする。焼き色がつかないように注意する。

3 **2**がやわらかくなったらフライパンの油ごとミキサーに入れる。あいたフライパンに酒を入れて強火で煮切り、アルコールを飛ばしてミキサーに加える。**1**、酢も加えてスイッチを入れ、なめらかにする。味をみて薄ければ塩で調える。

材料

にんじん …… 600g（正味）
玉ねぎ …… 400g（正味）
塩 …… 適量
太白ごま油 …… 90cc
※ピュアオリーブオイルでもよい
酒 …… 150cc
酢 …… 90cc

保存 Memo

完全に冷めてから密閉できるガラス瓶などに入れ、冷蔵庫で保存する。保存期間は約1カ月。

甘酸っぱいソースでフライドポテトがさっぱり！
食べだしたら止まらないおいしさです。

フライドポテトとガーリックトーストでディップ

乾燥
胃弱
疲労

材料（1～2人分）

フライドポテト（冷凍）…… 約100g
お好みのパン …… 3切れ
揚げ油 …… 適量
塩 …… 少々
ガーリックバター …… 適量
キャロットオニオンソース …… 大さじ2

作り方

1 ポテトは商品の表示通りに揚げ、塩をふる。

2 パンはガーリックバターを塗ってトーストする。

3 **1**、**2**にキャロットオニオンソースを添え、ディップして食べる。

Memo	写真のパンはオリーブ入りフランスパン。こんな歯ごたえや食感があるパンがソースに合います。ソースの甘みを生かすには、ポテトもパンも塩けがあるほうが◎。

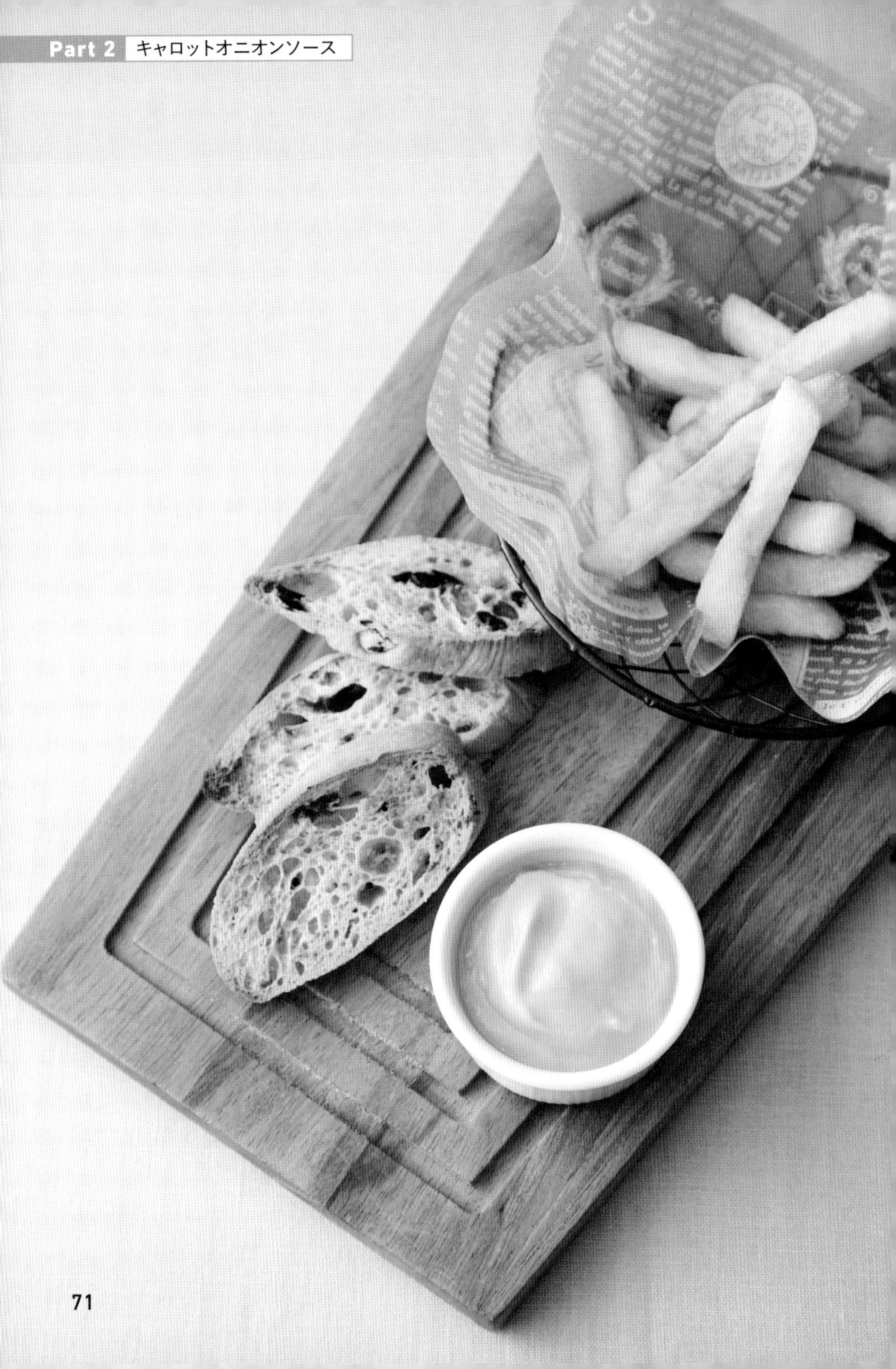

ホットサラダのキャロットオニオンソース

ソースも立派な野菜のひとつ。
緑と白が映える色あいもごちそうです。

腸活　むくみ　疲労

材料（2人分）

カリフラワー …… 1/4株
スティックセニョール …… 2本
スナップエンドウ …… 2個
塩 …… 少々
キャロットオニオンソース …… 大さじ6

作り方

1 カリフラワーは食べやすく切り、スナップエンドウは筋をとる。

2 鍋にたっぷり湯を沸かして塩を入れ、カリフラワー、スナップエンドウ、スティックセニョールの順に1分ずつゆで、取り出してざるに上げる。スティックセニョールは葉と茎に切り分け、スナップエンドウは半分に切る。

3 器にスティックセニョールの茎をのせてキャロットオニオンソースを重ね、その上に残りの野菜を盛る。

Memo	野菜は、ほかにアスパラガス、さやいんげん、オクラ、ブロッコリーも合います。

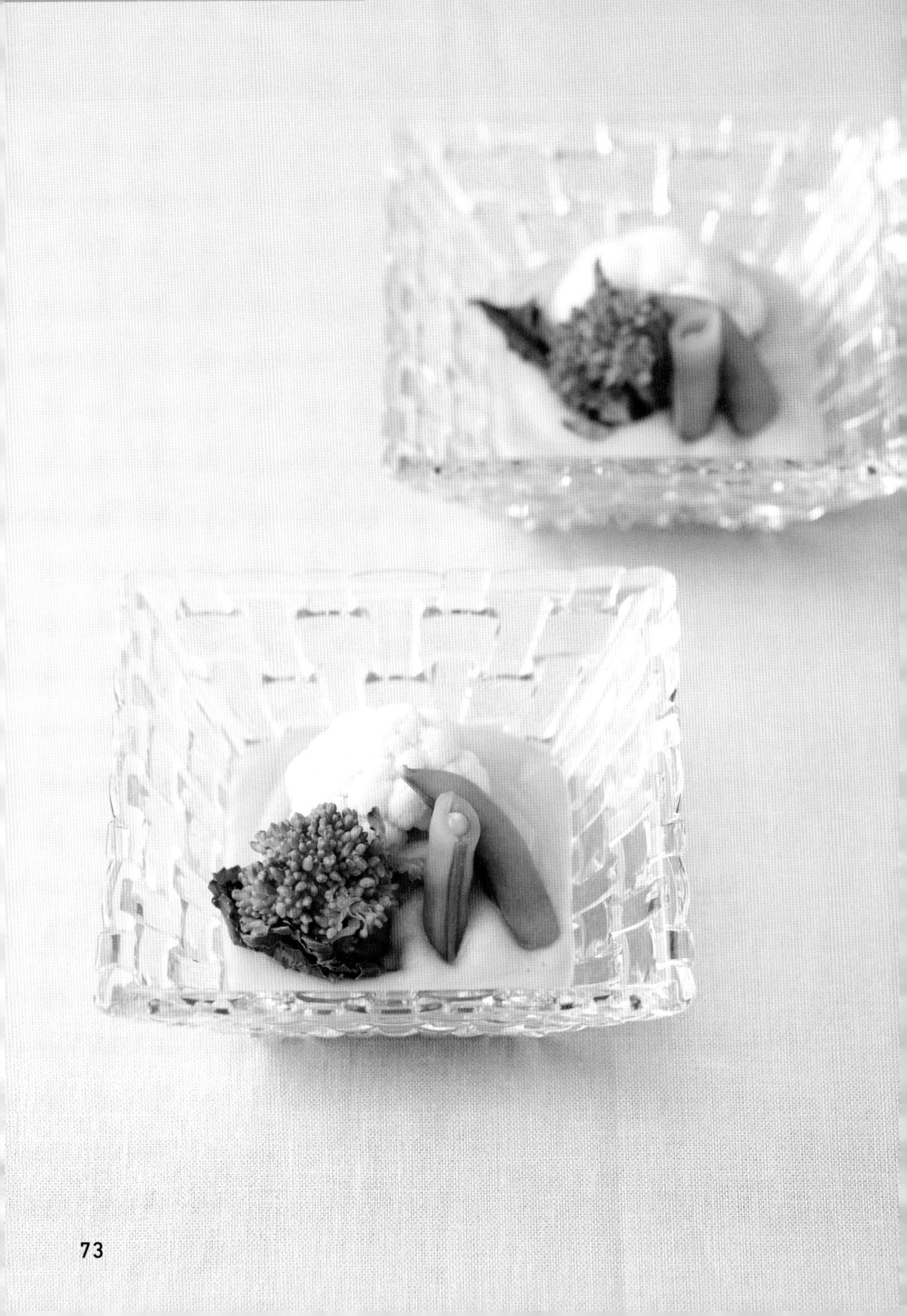

キャロットオニオンソースのカルパッチョ

サーモンとえびはからだを温め、ほたては潤します。
ソースと食べれば元気が出ることまちがいなし！

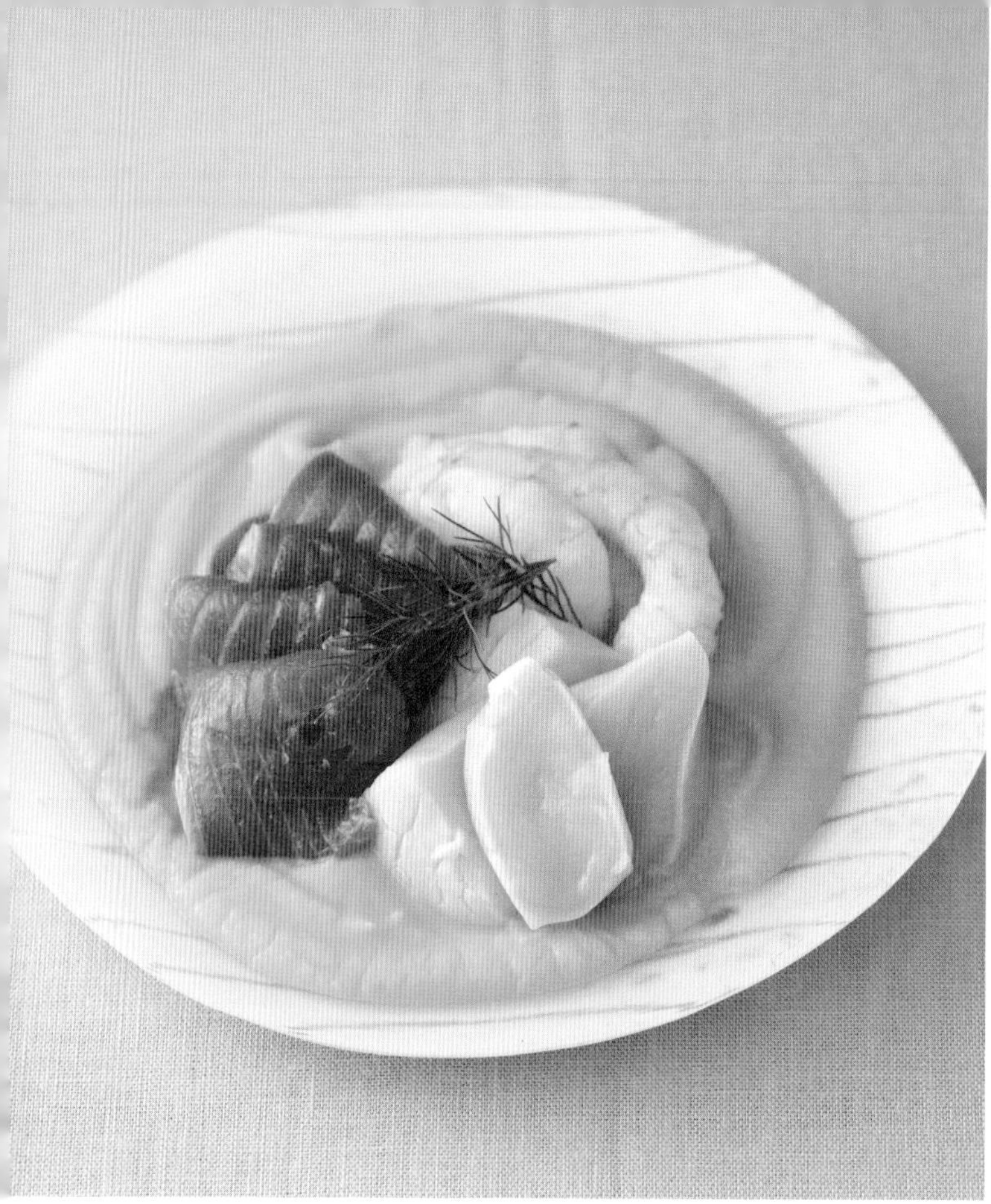

乾燥　胃弱　ストレス　疲労

材料（2人分）

サーモン（刺身用）…… 4切れ
甘えび（刺身用）…… 4尾
ほたて貝柱（刺身用大粒）…… 2個
酒 …… 小さじ1
キャロットオニオンソース …… 大さじ6
ディル（フレッシュ）…… 適量

作り方

1 鍋に水200ccを沸かして酒を入れ、再び沸騰したらほたてを入れ、すぐに火を止める。ほたてを氷水にとって急冷し、水けをふいて半分に切る。

2 器にキャロットオニオンソースをしき、**1**、サーモン、甘えびを盛ってディルを飾る。

Memo 写真で飾ったディルは、シーフードと相性がよく、リラックスや整腸作用があるハーブです。

豆のキャロットオニオンソース

いろいろな豆の食感と味が楽しいサラダです。
前菜やおつまみはもちろん、ヘルシーなおやつにもおすすめ！

腸活　むくみ　胃弱　疲労

材料（1人分）

ミックスビーンズ（市販品）…… 40g
キャロットオニオンソース …… 大さじ5

作り方

器にキャロットオニオンソースを入れて、ミックスビーンズをのせる。あればセルフィーユを飾る。

Memo　豆の多くはデトックス作用があり、水分代謝を助けると同時に元気をつける食材です。

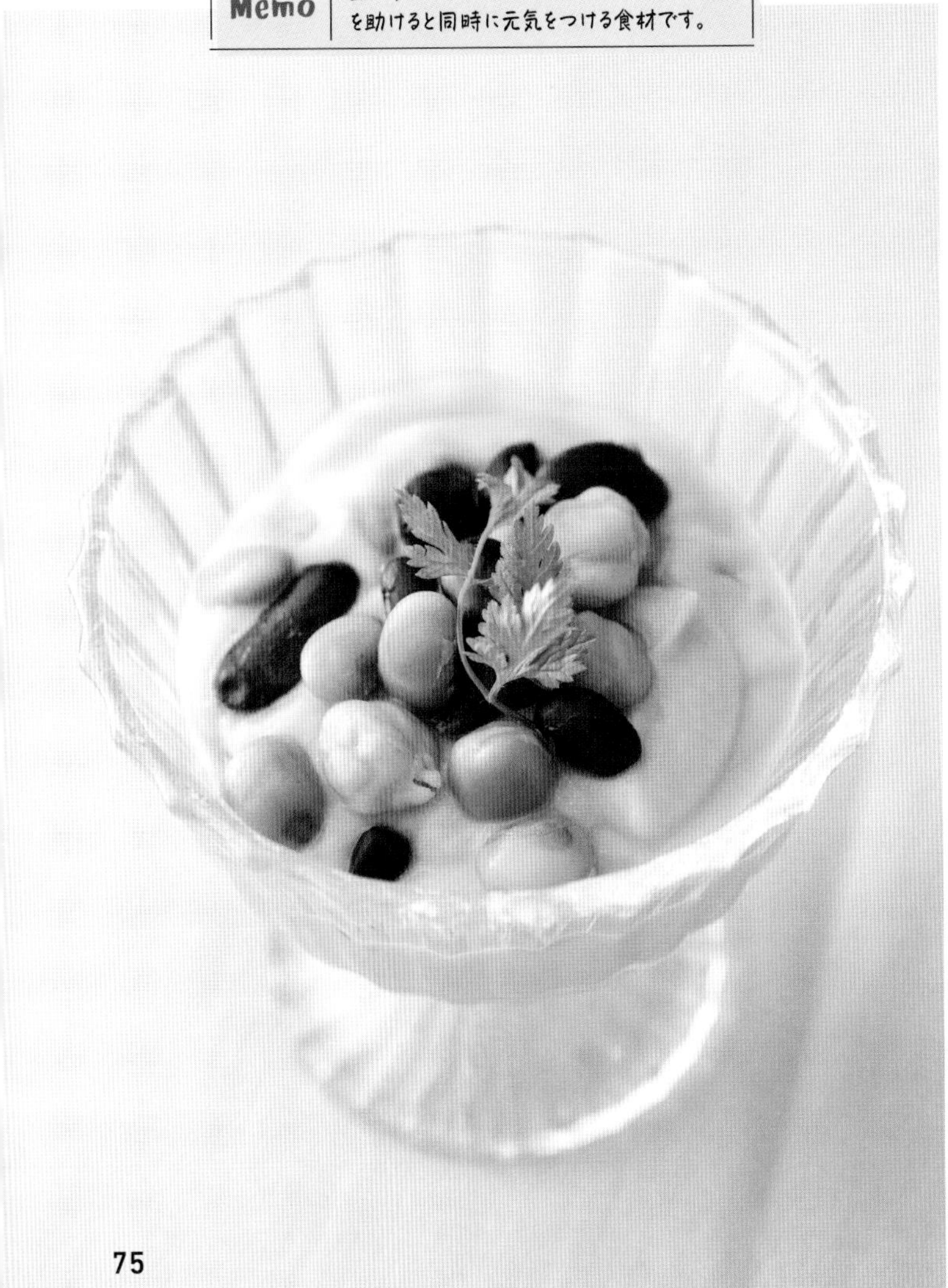

黒酢だれ

コクと甘み、深い酸味。レストランみたいな黒酢料理が簡単に作れます。

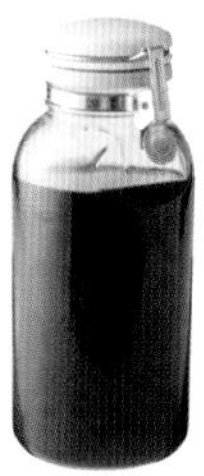

どんなたれ？

黒酢と黒砂糖に、しょうゆ、みりん、オイスターソース、酒を合わせたコク深い甘酢だれです。普通の酢と砂糖に比べ、味わいが複雑で濃い黒酢と黒砂糖。これらにオイスターソースの旨みを加えて濃厚に仕上げています。そのため、長期保存が可能なのも魅力。食べるときはチキンスープでほどよく割って使います。

効能ポイント

酢は、からだを温めて血行をよくし、食欲増進と老廃物排出を助けます。なかでも黒酢にはアミノ酸と有機酸が多く含まれているので、疲労回復にも役立ちます。黒砂糖もからだを温め、胃の働きをよくします（白砂糖はからだを冷やし、潤す）。黒酢と黒砂糖の作用は似ているので、合わせて食べると作用が高まります。

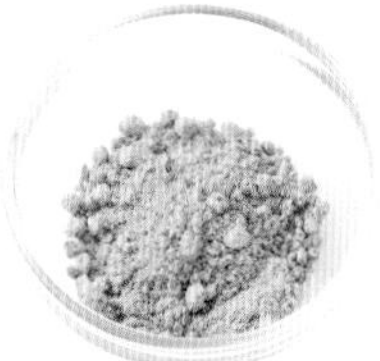

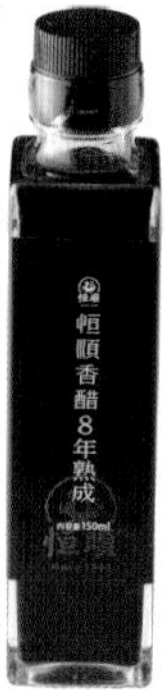

こんな食べ方で！

酢豚や酢鶏のように揚げてからめるのはもちろん、シンプルな煮物にもおすすめ。また、鶏手羽や鶏レバー、れんこんの炒めものにも使えます。

作り方

1 鍋にすべての材料を入れて中火にかけ、黒砂糖がしっかり溶けるように混ぜる。

2 沸騰したら火を止め、黒砂糖が溶けたことを確認する。

材料

黒酢 …… 60cc
※中国の香醋を使用。

黒砂糖（粉末）…… 70g
※かたまりの場合は細かくして使う。

酒 …… 30cc

しょうゆ …… 20cc

みりん …… 20cc

オイスターソース …… 15g

保存 Memo

・完全に冷めてから密閉できるガラス瓶などに入れ、冷蔵庫で保存する。保存期間は約6カ月。

・保存性を高めるため、たれにはチキンスープを加えていません。料理するときにはチキンスープをその都度入れます。

黒酢酢豚

黒酢だれが主役の定番レシピ。
野菜はシンプルに2つだけにして豚肉を引き立てます。

乾燥　胃弱　疲労　冷え

材料（2人分）

豚肉（酢豚用）…… 200g
玉ねぎ …… 1/4個
ピーマン（赤、緑）…… 各1個
A 酒 …… 小さじ1
　塩 …… 小さじ1/6
　こしょう …… 少々
片栗粉 …… 大さじ1
B 黒酢だれ …… 大さじ3
　チキンスープ …… 大さじ1と1/2
太白ごま油 …… 適量

作り方

1. 豚肉は両面に5㎜幅の格子状の切り込みを浅く入れ、**A**をもみ込んで10分ほどおく。
2. 玉ねぎ、ピーマンはひと口大に切る。**B**は合わせておく。
3. フライパンに多めのごま油を入れて中火で熱し、片栗粉を薄くまんべんなくまぶした豚肉を入れ、色づくまで揚げ焼きにして取り出す。
4. フライパンの油を少し残して玉ねぎ、ピーマンを順に入れて強中火で焼き、火が通ったら**3**を戻して**B**を加え、炒め合わせる。

Memo	豚肉の下ごしらえがポイント。やわらかくジューシーに仕上がります。

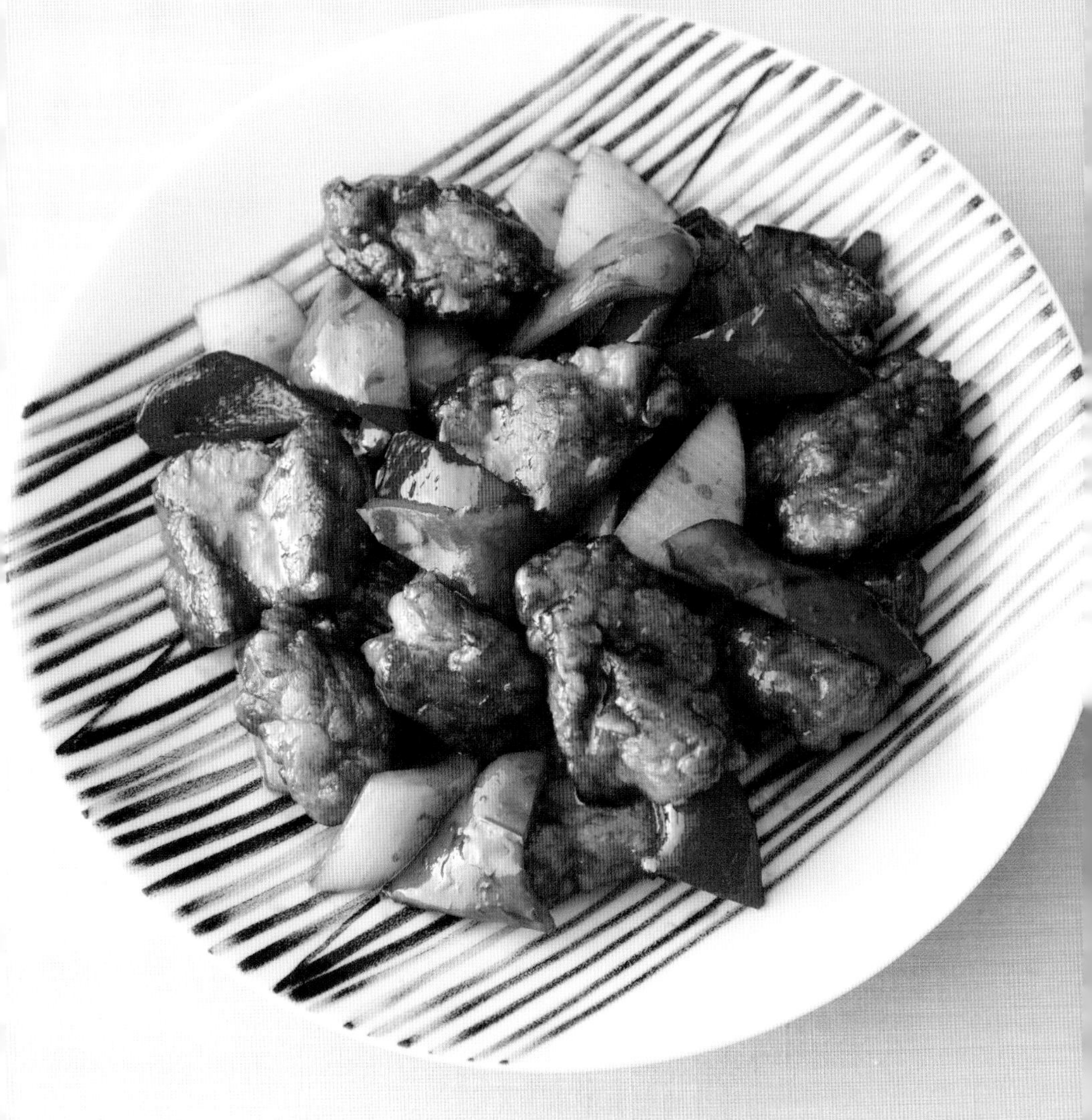

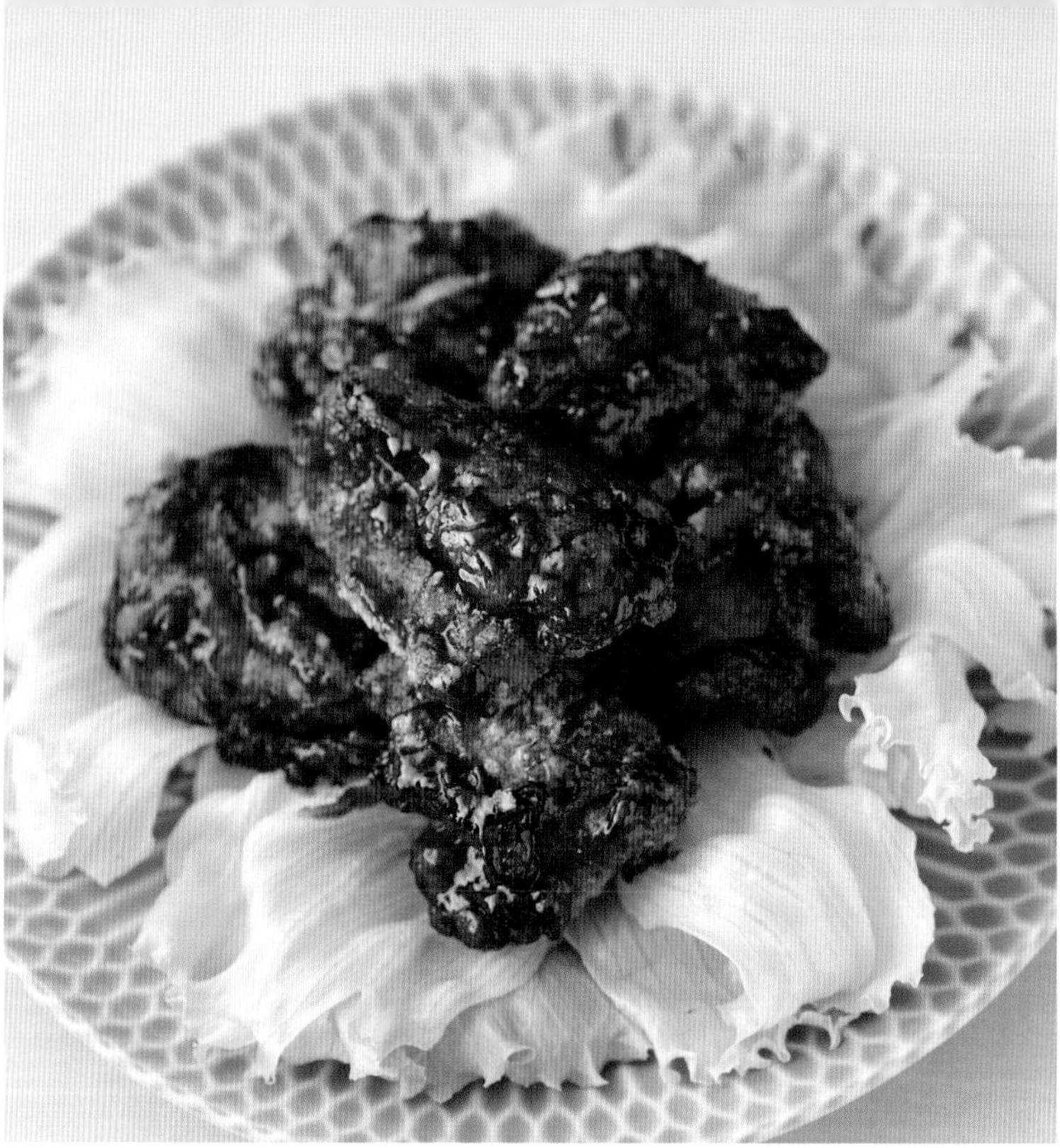

黒酢チキン

揚げた鶏肉と黒酢だれの相性は最高！
フレッシュなレタスとモリモリ食べてください。

腸活　むくみ　胃弱　疲労　冷え

作り方

1 鶏肉、**A**をポリ袋に入れてもみ混ぜ、袋の空気を抜いて口を結び、冷蔵庫で30分以上（ひと晩おいても）おく。

2 **1**に片栗粉をまんべんなくまぶして160°Cの油に入れ、最後に油を高温にしてカラッと揚げる。

3 フライパンに**B**を入れて温め、水溶き片栗粉を少しずつ加えて混ぜ、ゆるめのとろみがついたら**2**を加え、手早くからめる。レタスをしいた器に盛る。

材料（3人分）

鶏もも肉（唐揚げ用）…… 300g

A
- 酒 …… 小さじ2
- しょうゆ …… 小さじ2
- しょうが（しぼり汁）…… 小さじ1
- にんにく（すりおろし）…… 小さじ1

片栗粉 …… 適量

B
- 黒酢だれ …… 大さじ3
- チキンスープ …… 大さじ1と1/2

水溶き片栗粉 …… 適量

揚げ油 …… 適量

レタス …… 1/4個

Memo　鶏肉はからだを温めて体力をつけます。レタスは水分代謝を高め、お通じ改善に役立ちます。

黒きくらげと長いもの黒酢煮

とろっとやわらかなきくらげ、長いものシャキシャキ。この組み合わせを黒酢だれが引き立てます。

むくみ　乾燥　胃弱　疲労

材料（作りやすい量）

黒きくらげ（生）…… 約160g
長いも …… 約180g
片栗粉 …… 適量
太白ごま油 …… 適量
A｜黒酢だれ …… 大さじ5
　｜チキンスープ …… 大さじ3

作り方

1 黒きくらげはかたいところがあれば切り、大きいものは食べやすく切る。

2 長いもは皮をむいて1cm厚さの輪切りにし、片栗粉をまんべんなくまぶす。フライパンに多めのごま油を熱して長いもを入れ、中火で揚げ焼きにして取り出す。

3 フライパンをきれいにふいて**A**、**1**を入れて中火で2分ほど煮る。**2**を加えて混ぜ、煮汁にとろみがついたら火を止める。

Memo

黒きくらげは生を使ってください。乾燥きくらげよりやわらかくて食べやすく、戻す手間もいりません。

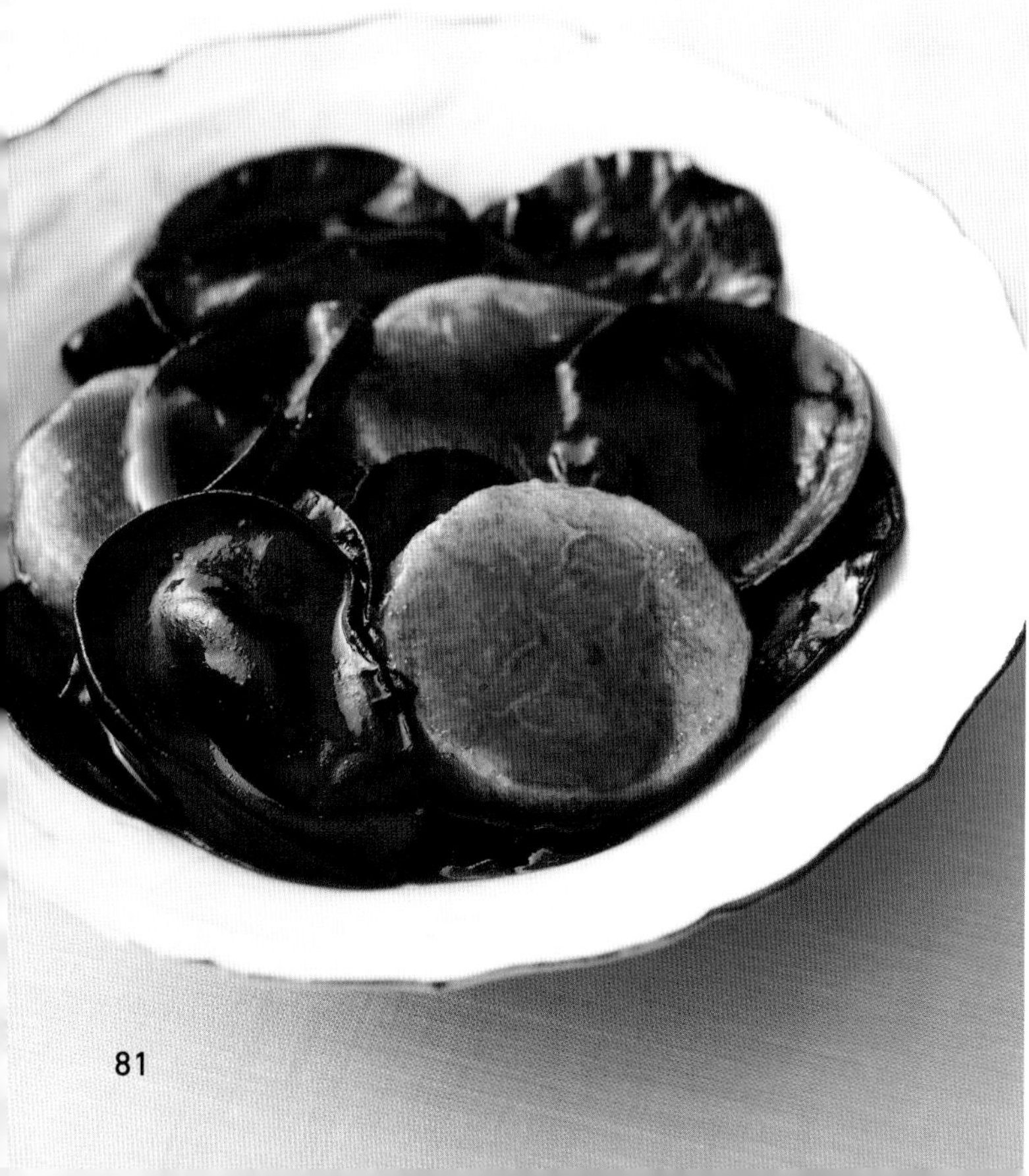

八角、小茴香《フェンネル》、しょうが、にんにくの香りが調和して食欲をそそります。

薬膳みそ

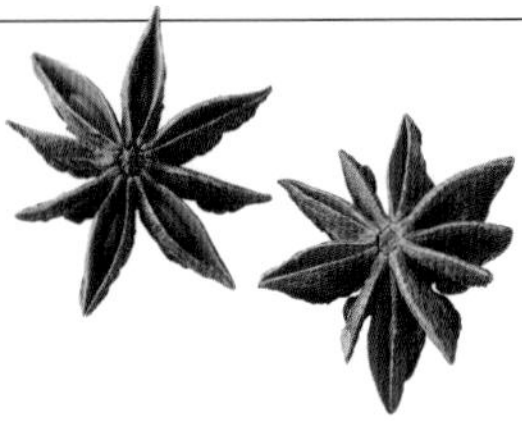

どんなたれ？

スパイスと香味野菜の香りが特徴の甘めのみそだれです。ベースの八丁みそは長期発酵の豆みそなので、風味が濃厚。これに八角と小茴香（フェンネルシード）の甘くほろ苦い香り、しょうがとにんにくの風味を加え、中国風の味わいに仕上げています。作ったらすぐ食べられますが、保存中に増すおいしさも魅力です。

効能ポイント

みそは、お腹の冷えをとり、胃の働きを高めます。八角と小茴香もからだを温め、ストレスなどで滞った気（エネルギー）の流れをよくします。しょうが、にんにくも温める力と流れをよくする作用があるので、温めて滞りを循環させるたれといえるでしょう。

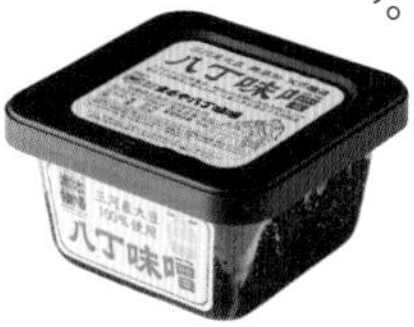

こんな食べ方で！

ご紹介しているように、回鍋肉やディップレシピがおすすめです。味が濃厚なので、ディップして食べるときはシンプルなものがおすすめ。野菜、パンのほか、バターも相性抜群です。

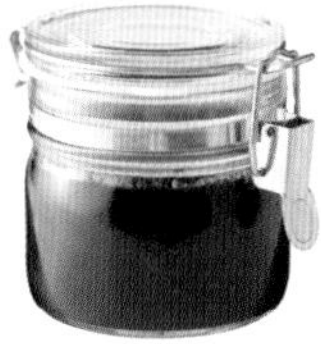

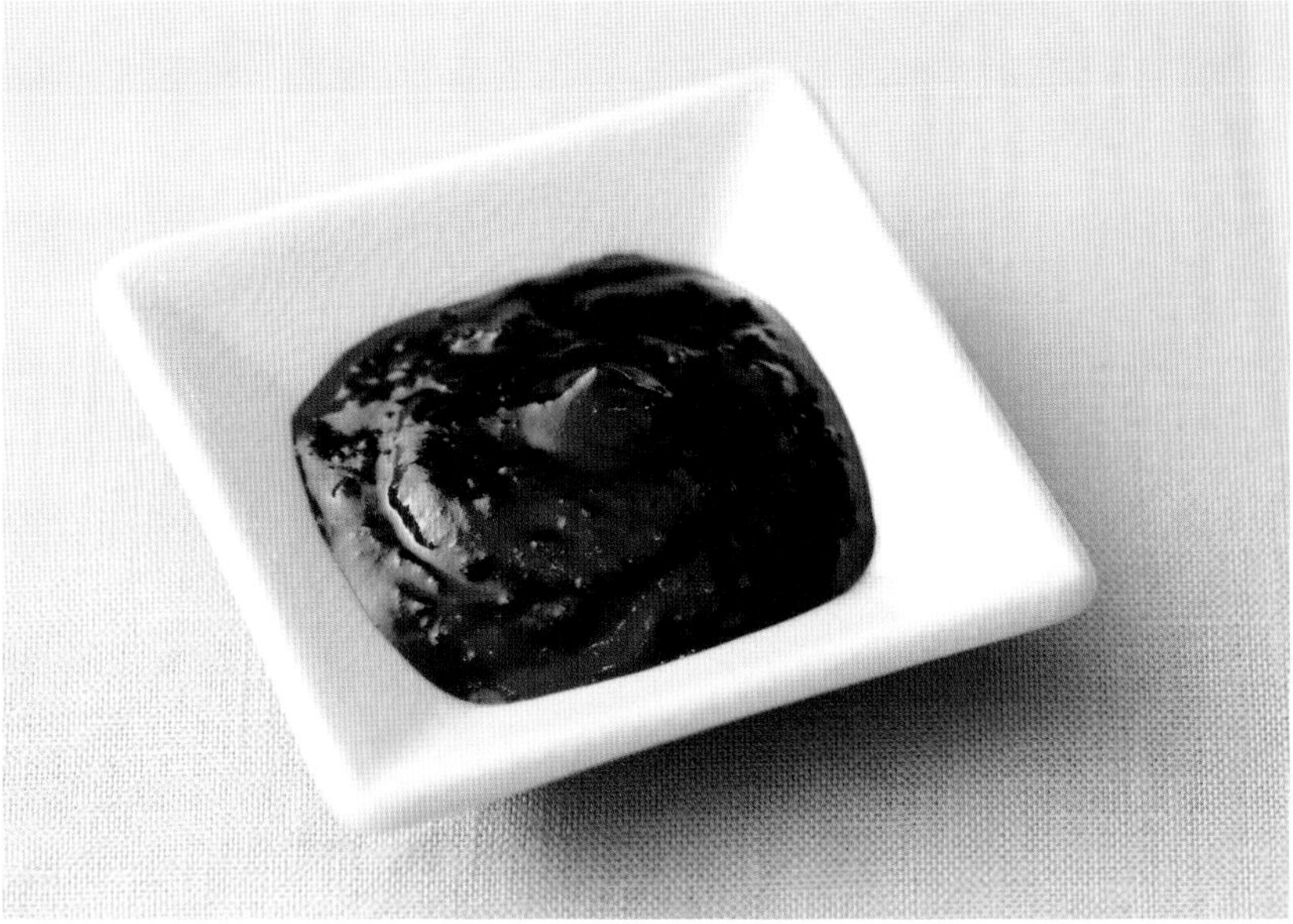

作り方

すべての材料を鍋に入れて中火にかけ、煮立ったら弱火にして30分ほど煮詰める。かき混ぜてみて、とろみがついてきたら火を止める。

材料

八丁みそ …… 300g
甜麺醤 …… 60g
豆板醤 …… 大さじ1
砂糖 …… 210g
みりん …… 大さじ3
はちみつ …… 30g
しょうゆ …… 225cc
酢 …… 大さじ9
酒 …… 大さじ3
ごま油 …… 大さじ3
チキンスープ …… 300cc
八角 …… 3個
小茴香 …… 小さじ1と1/2
しょうが（すりおろし）…… 30g
にんにく（すりおろし）…… 30g

保存Memo

完全に冷めたら八角を取り出し、密閉できるガラス瓶などに入れ、冷蔵庫で保存する。保存期間は約6カ月。

牛肉と薬膳みそのクレープ包み

北京ダックの皮で焼肉を包んで食べるごちそうです。
香り豊かな薬膳みそのおかげで本格派の一品に。

むくみ　胃弱　疲労　冷え

材料（2人分）

牛肉（焼き肉用）…… 6切れ
塩 …… 小さじ1/4
こしょう …… 少々
きゅうり …… 1/2本
長ねぎ …… 1/2本
青じそ …… 6枚
ごま油 …… 小さじ1
中華クレープ（市販）…… 6枚
薬膳みそ …… 大さじ2

作り方

1 きゅうりはせん切り、長ねぎは白髪ねぎにする。

2 牛肉は塩こしょうし、ごま油を熱したフライパンで両面とも焼く。

3 器に**1**、**2**、青じそを盛り合わせ、薬膳みそを添える。中華クレープの上に青じそ、牛肉、きゅうり、白髪ねぎ、薬膳みそをのせて巻いて食べる。

Memo	中華クレープは北京ダック用の皮で「カオヤーピン」という名で市販されています。冷凍品の場合は表示通りに温めてください。

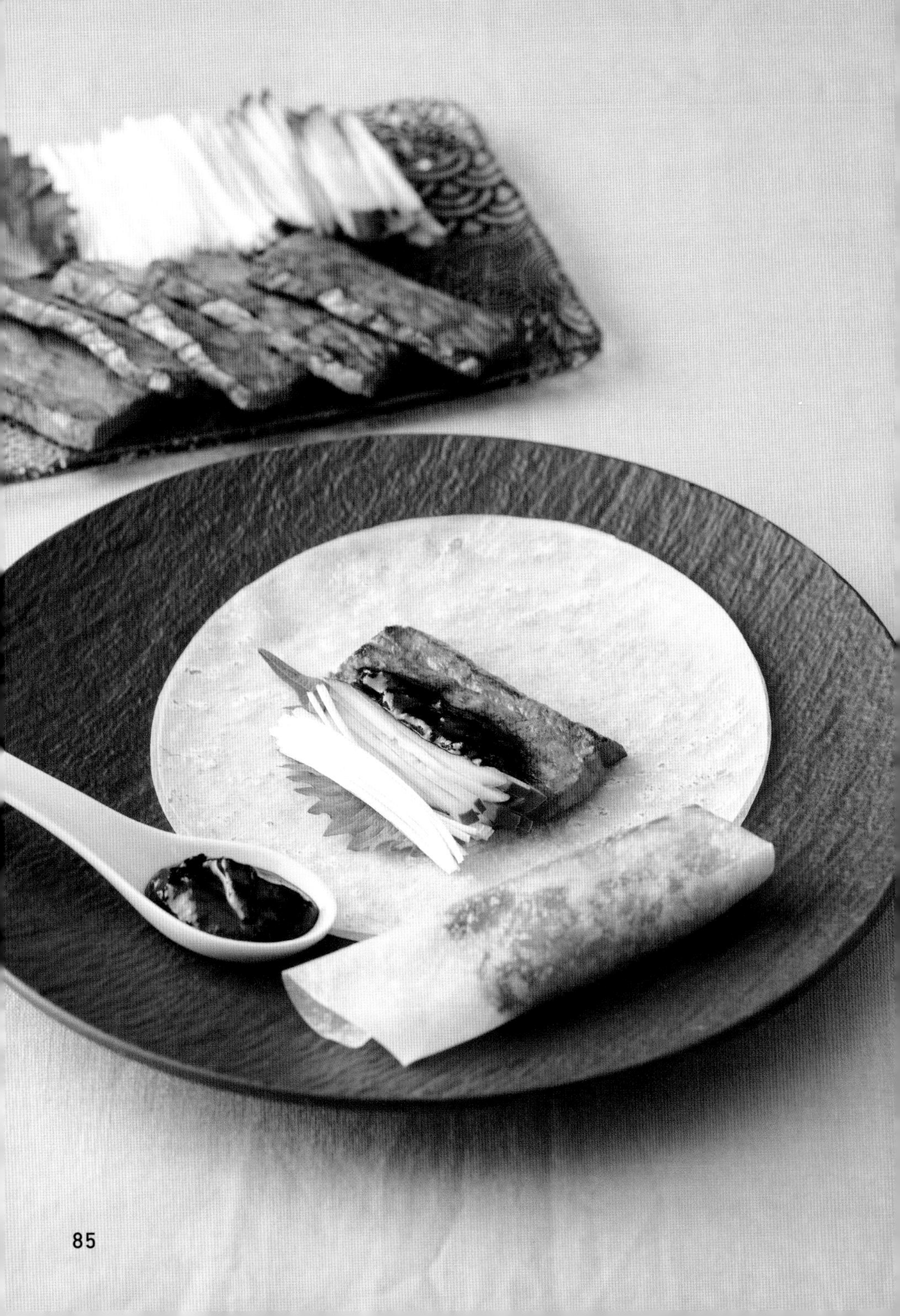

薬膳回鍋肉

冷えや疲れ、無気力が気になるときにおすすめ！
豚肉とキャベツに薬膳みその元気トリオが改善してくれます。

乾燥　胃弱　疲労　冷え

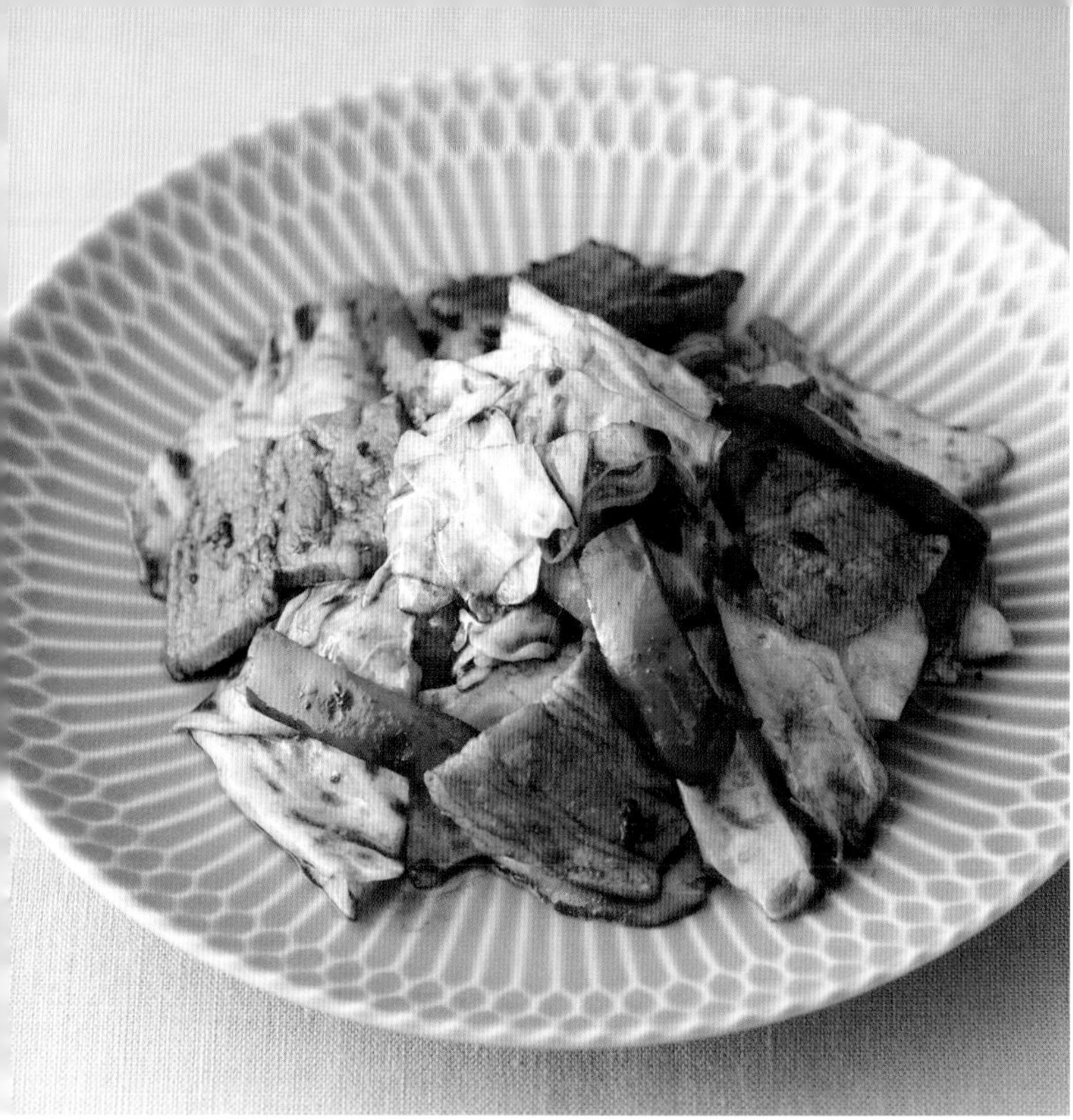

作り方

1 豚肉、キャベツ、ピーマンは食べやすく切る。**A**は混ぜる。

2 フライパンに豚肉、塩、こしょう、ごま油を入れ、火をつける前にもみ混ぜ、中火にかけて炒める。肉の色が変わったらキャベツを加えて強中火で炒める。

3 キャベツが少ししんなりしたらピーマンを加え、さっと炒め合わせて**A**を加え、全体にからめる。

材料（2人分）

豚バラ肉（厚切り）…… 150g
キャベツ …… 200g
ピーマン …… 1個
塩・こしょう …… 各少々
ごま油 …… 小さじ1
A｜薬膳みそ …… 30g
　｜酒 …… 大さじ1
　｜砂糖 …… 3つまみ

Memo　キャベツは胃を元気にし、豚肉は体力と血を増やし、たれがからだを温めるので、冷え・乾燥・疲労による不調改善に役立ちます。

パリパリピーマン&パンの薬膳みそディップ

ピーマンとパンを切るだけで完成！
みそバターのマッチングも楽しい一品です。

胃弱　ストレス　疲労　冷え

材料（2人分）

ピーマン …… 2個
氷水 …… 適量
クルミレーズンパン …… 4切れ
発酵バター …… 適量
薬膳みそ …… 適量

Memo

ピーマンを氷水につけておくと食感がパリパリになります。パンはお好みのものでOK。

作り方

1 ピーマンは縦4等分に切って種をとり、ポリ袋に入れて氷水を加え、袋の口を結んでボウルなどに入れて冷蔵庫で1日つけておく。食べるときに取り出して水けをふく。

2 パンはトーストしてバターを塗る。

3 **1**、**2**に薬膳みそを添え、つけながら食べる。

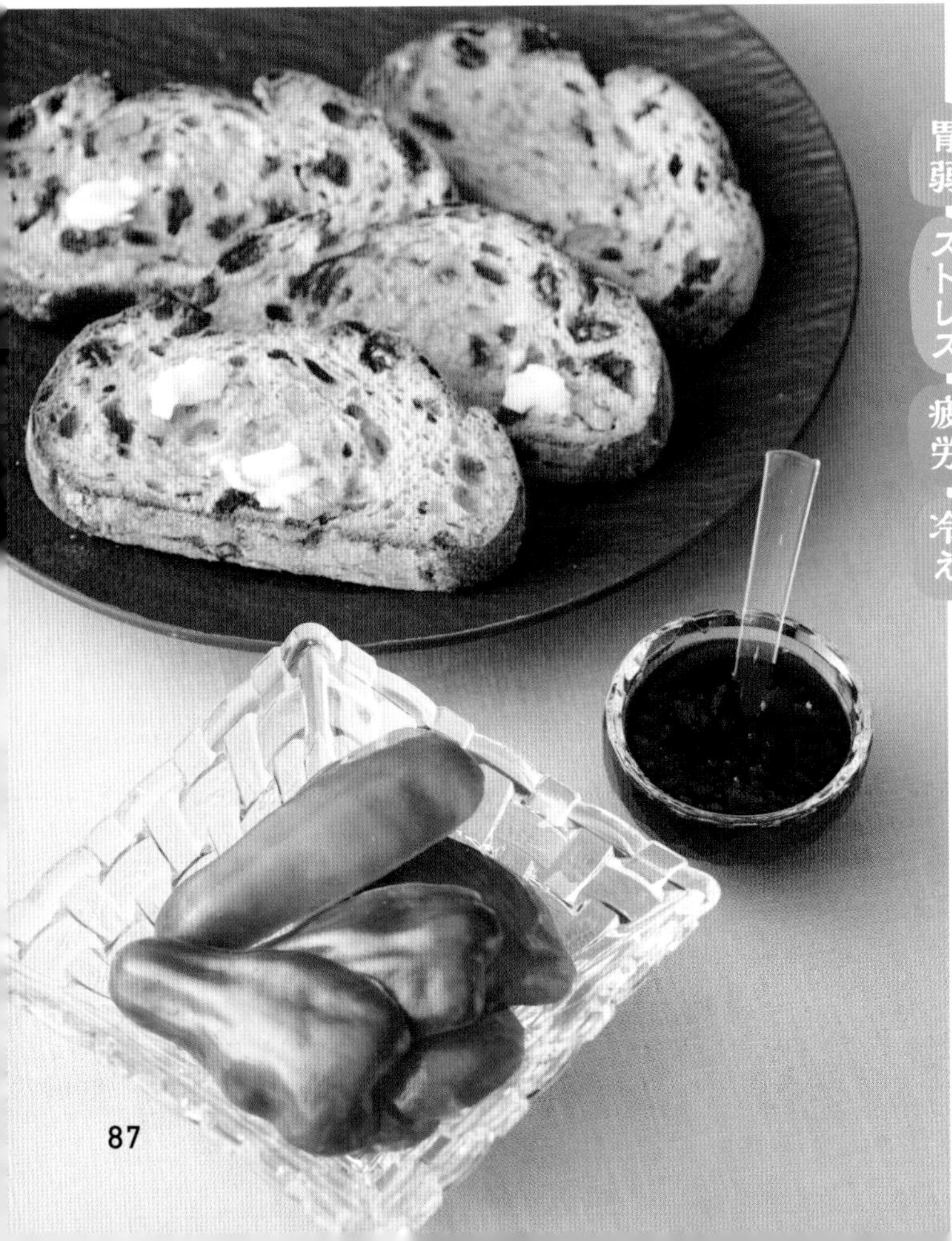

薬味たっぷりチョカンジャン

どんな食材にもマッチする、香味がきいた酢じょうゆだれです。

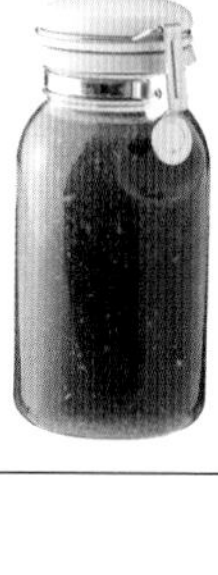

どんなたれ？

ベースはしょうゆと酢とシンプル。これに砂糖を加えてまろやかにし、にんにく、しょうが、長ねぎ、唐辛子、ごまの風味を重ねて味わい深いたれに仕上げました。さっぱりとしていながら奥行きがあり、食べ飽きないのが魅力です。いろいろな料理に大活躍するので、冷蔵庫にストックがないと不安になるほど。

効能ポイント

酢は、血行不良や消化不良の改善を助け、からだを温め、解毒作用もあります。にんにく、しょうが、長ねぎも同じような作用があるので、相乗効果が期待できるたれといえます。唐辛子は、量は少ないのですが全体の味を引き締め、食欲増進に働きます。

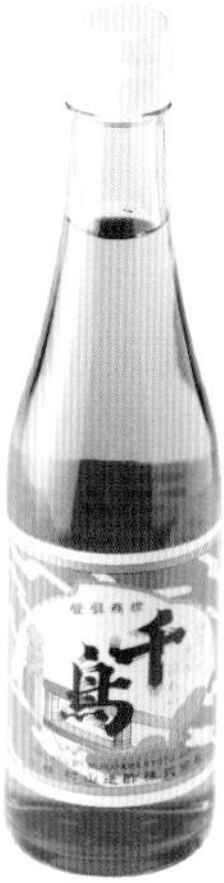

こんな食べ方で！

肉、魚介、野菜なんでも合います。とくにおすすめは豆腐。たれにごま油が入っているので、淡白な冷や奴にコクをプラスしてくれます。また、餃子のたれにも最適です。

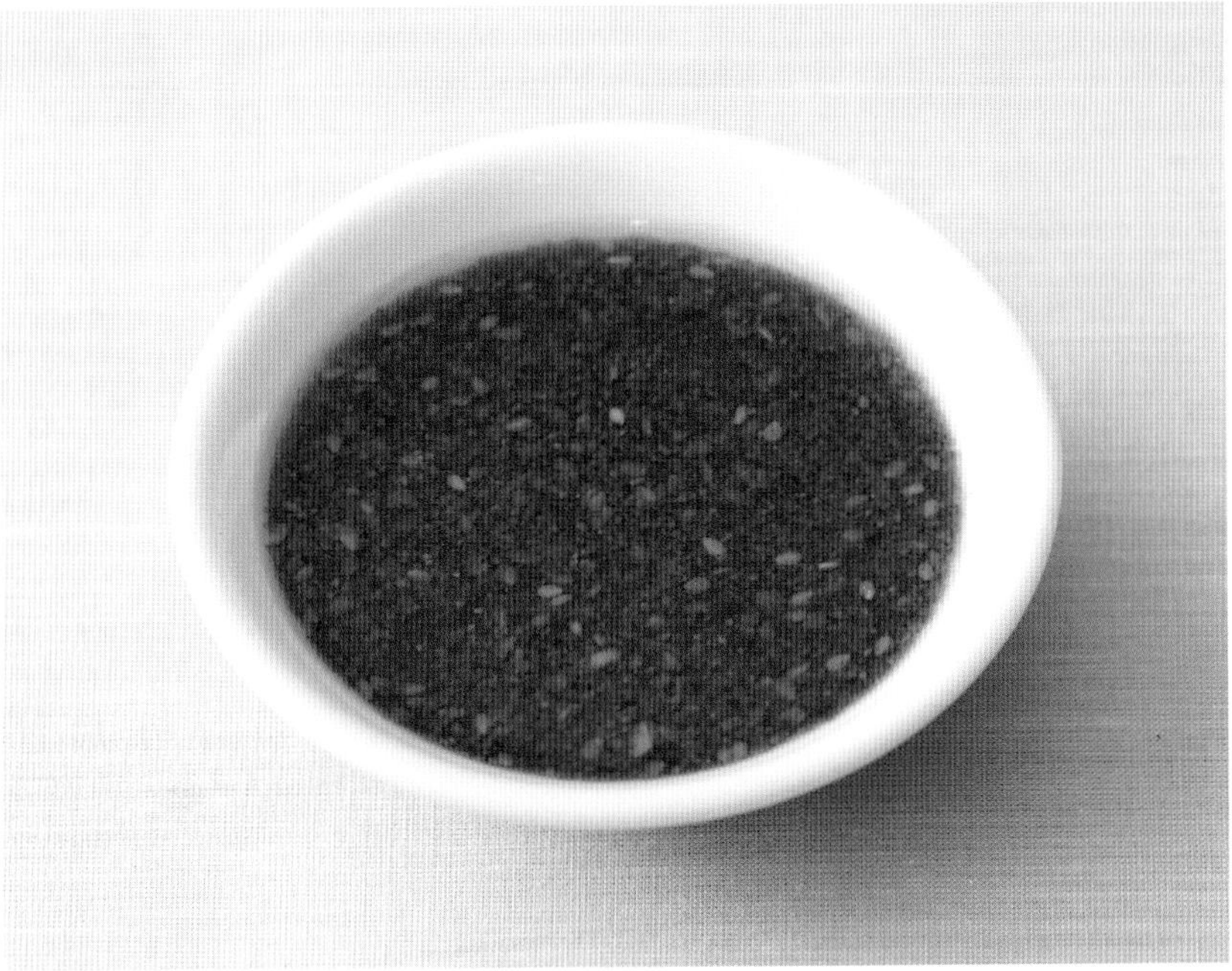

作り方

はじめに酢と砂糖をしっかり混ぜる。砂糖がしっかり溶けたことを確認したら、残りの材料を混ぜる。

材料

しょうゆ …… 60cc
酢 …… 60cc
砂糖 …… 大さじ2
にんにく（すりおろし）…… 小さじ1
しょうが（すりおろし）…… 小さじ1
長ねぎ（みじん切り）…… 6cm分
粉唐辛子（細挽き）…… 小さじ1/8
すり白ごま …… 大さじ2
ごま油 …… 大さじ2

保存 Memo

- 密閉できるガラス瓶などに入れ、冷蔵庫で保存する。保存期間は約1カ月。
- 粉唐辛子は一味唐辛子でもOK。味をみながら量は加減してください。

揚げなすのたたき

なすは濃いめの味つけがおいしい！
たれに麺つゆをプラスして味を調えましょう。

むくみ　胃弱　疲労　冷え

材料（2人分）

なす …… 3本
小ねぎ（小口切り）…… 3本分
みょうが（小口切り）…… 1本分
A 薬味たっぷりチョカンジャン …… 大さじ2
　麺つゆ（2倍濃縮）…… 大さじ2
揚げ油 …… 適量

作り方

1 なすは食べやすい大きさの乱切りにする。

2 フライパンに**1**を入れ、油をなすがやっとかぶるくらい加えて熱し、強中火で揚げ焼きにする。

3 **2**の油をきりながら器に盛り、合わせた**A**をかけて、みょうが、小ねぎをのせる。

Memo	アツアツもおいしいですが、冷めて味がしみ込んだのもなかなか。薬味はお好みで青じそ、パクチーなどにかえてもOK。

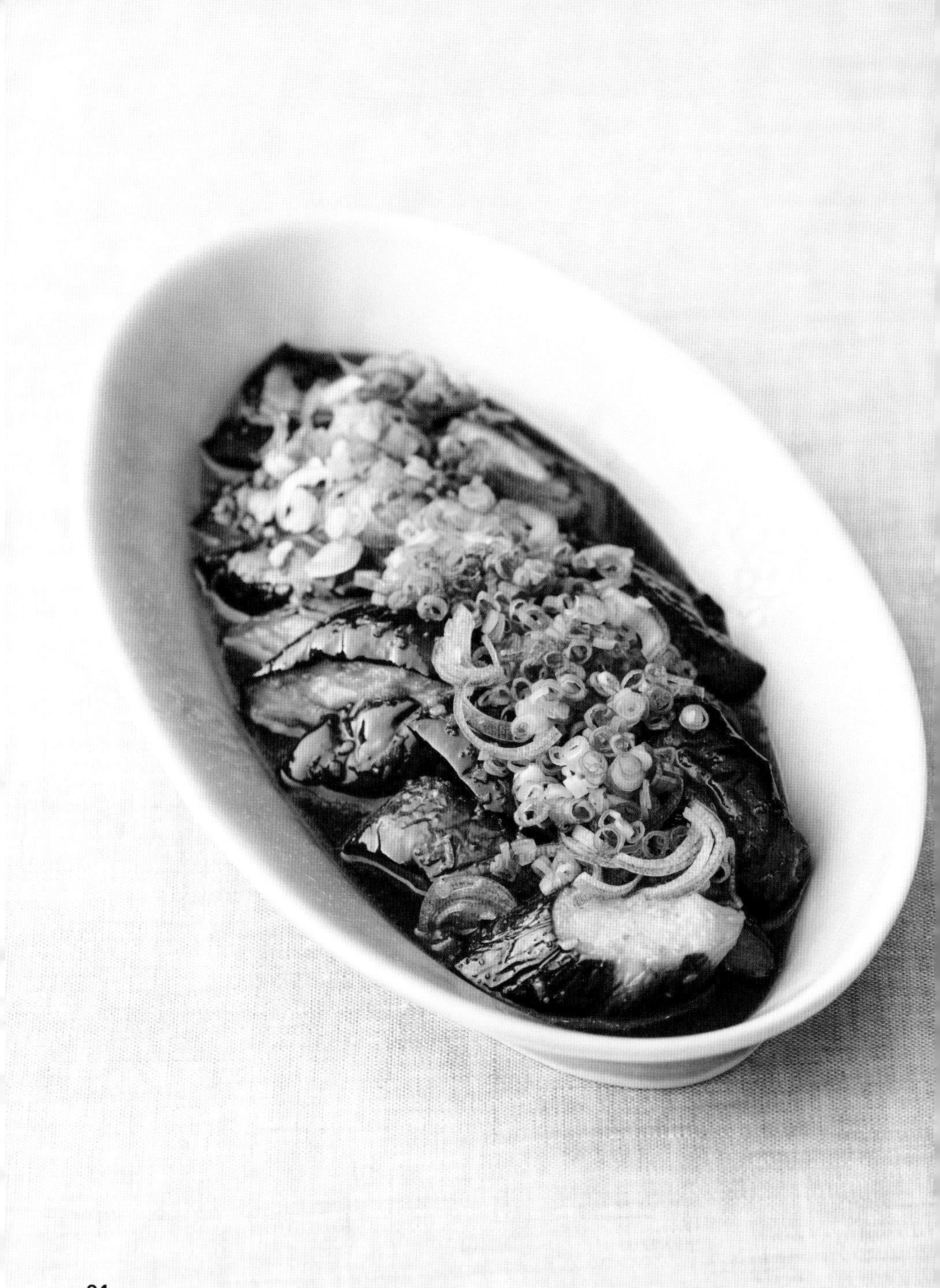

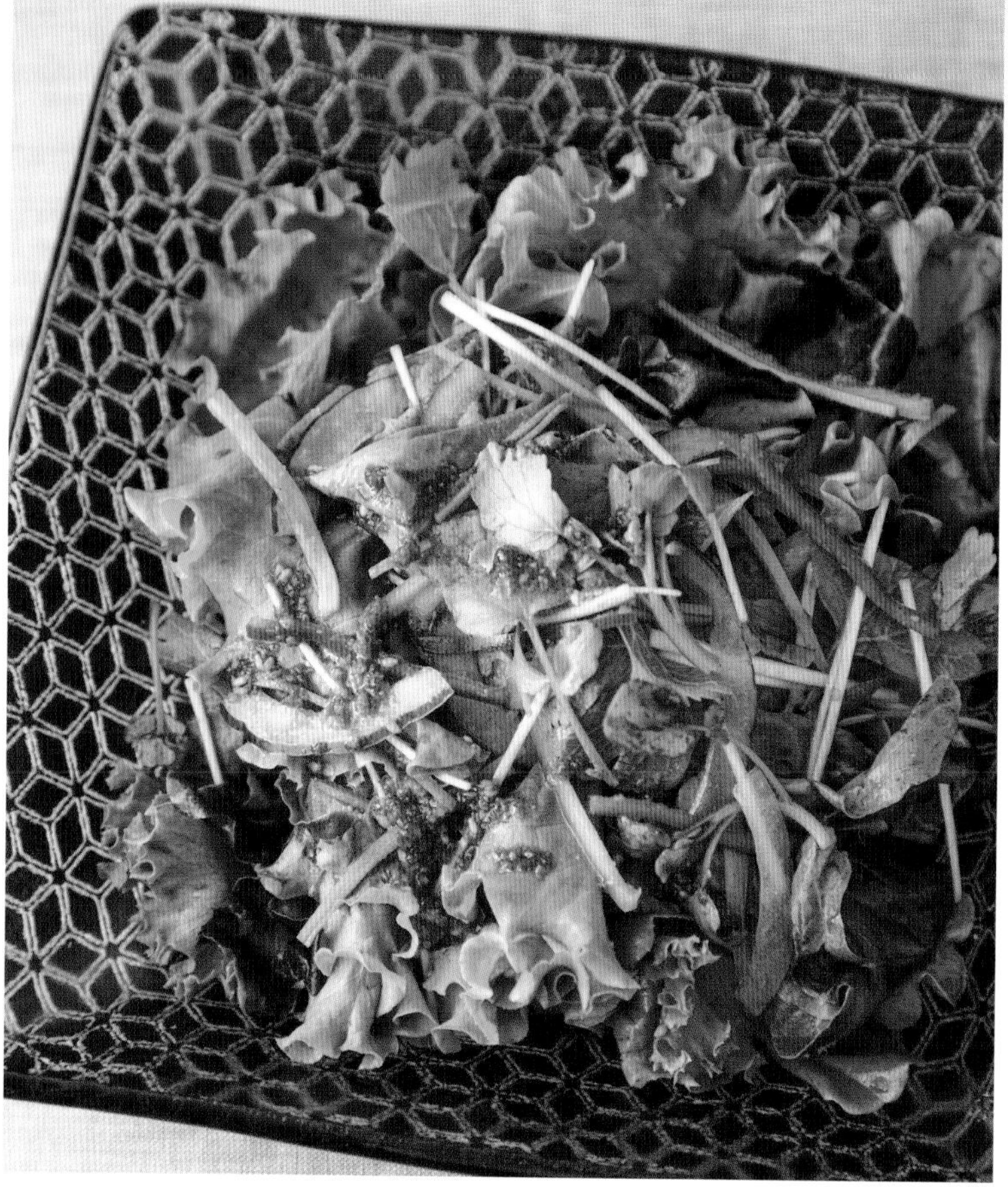

いろんな野菜のチョレギサラダ

味つけはチョカンジャンだけ！
優秀なサラダドレッシングとしても活躍します。

腸活　むくみ　乾燥

材料（1人分）

お好みのサラダ野菜 …… 合わせて約100g

※レタス類をベースに、香りのあるクレソン、サラダセロリ、パプリカ、にんじん、アーリーレッド、長ねぎなど。

薬味たっぷりチョカンジャン …… 大さじ1

作り方

1 野菜は食べやすくちぎったり、せん切りにしてボウルに合わせる。

2 薬味たっぷりチョカンジャンを加え、やさしく和える。

Memo	生野菜のサラダはからだが冷えやすく、血行不良の場合は工夫が必要です。香りのよい野菜を加え、温め力の高いたれをかければ大丈夫！

冷や奴の薬味のせ2種

豆腐はからだを潤して元気を増す食材。からだを温めるたれ、薬味で食べるのがおすすめです。

むくみ　乾燥　胃弱　冷え

材料（1人分）

豆腐（小）…… 2個

A 釜揚げしらす …… 大さじ1
　小ねぎ（小口切り）…… 適量

B 白菜キムチ …… 約10g
　韓国海苔 …… 適量

薬味たっぷりチョカンジャン …… 大さじ1

作り方

1. 豆腐はペーパータオルなどで包んで自然に水けをきる。
2. 器に薬味たっぷりチョカンジャンを分け入れ、**1**を盛ってそれぞれ**A**、**B**の薬味をのせる。

Memo 豆腐は絹ごし、木綿はお好みのものを。短時間でも水きりすると味が濃くなっておいしいです。豆腐の量によって薬味、たれは加減してください。

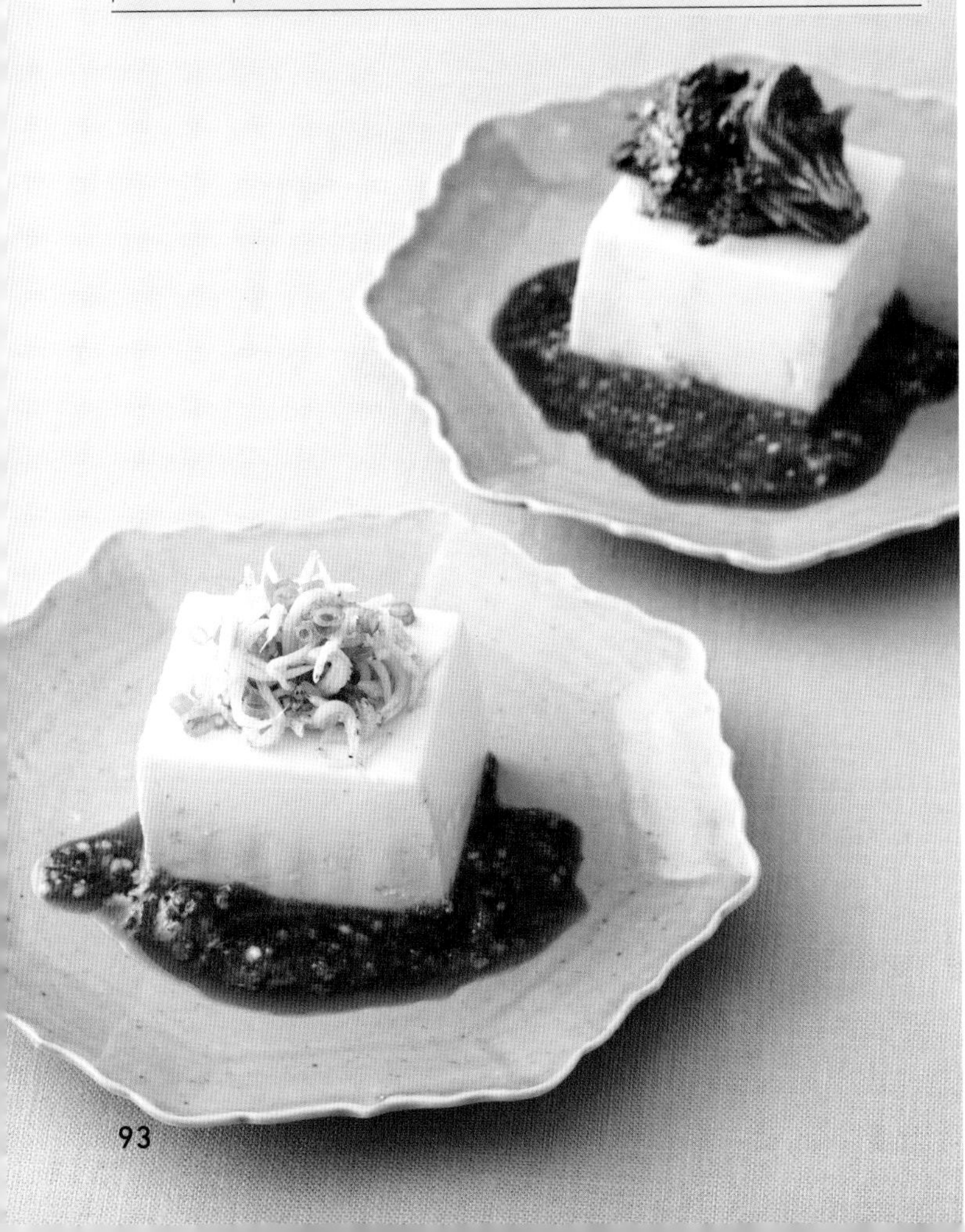

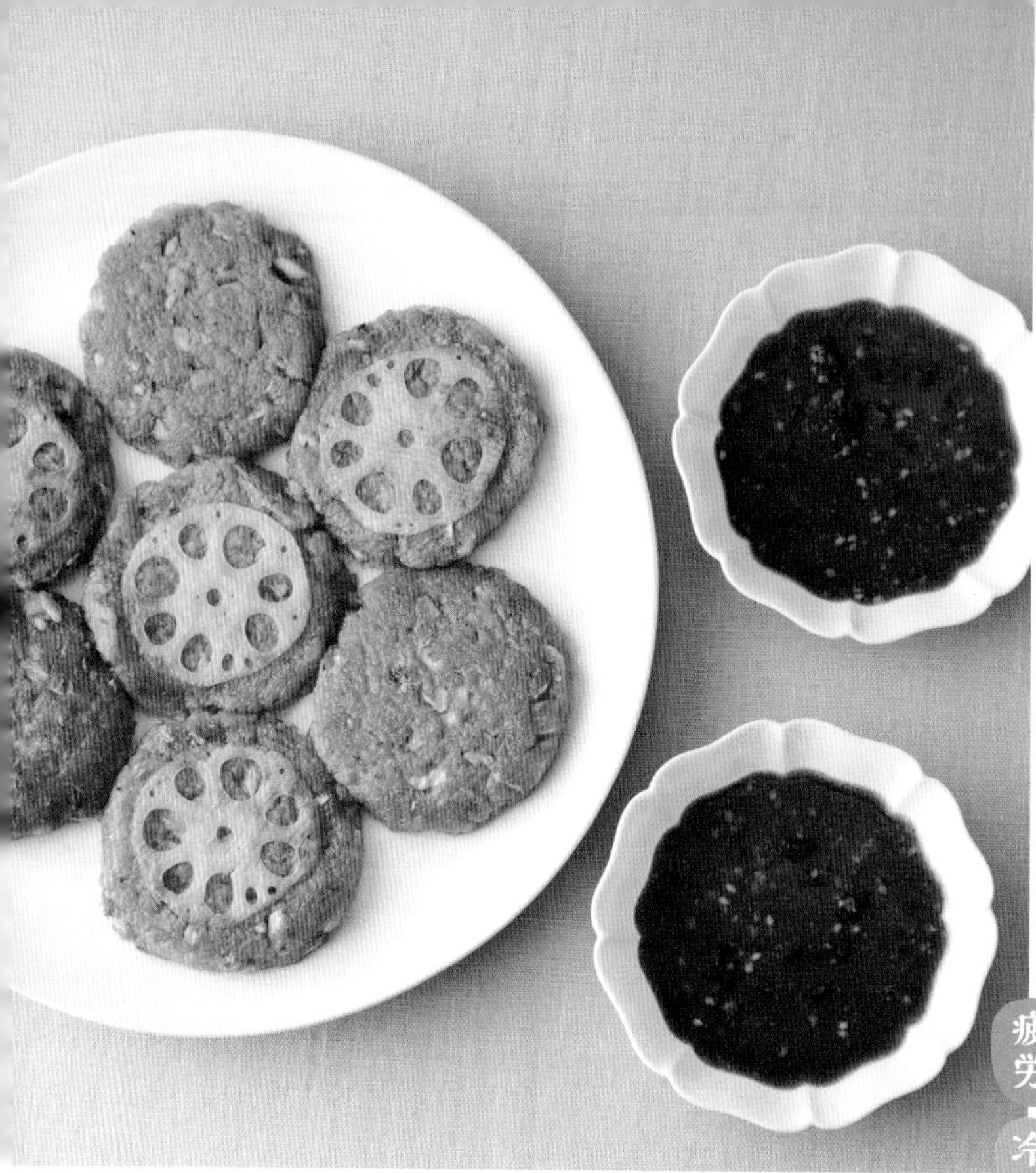

れんこんとキムチのチヂミ

れんこんは火を通して食べると疲労回復に役立ちます。
それを助けるのがキムチとたれの作用。

腸活　疲労　乾燥　冷え

作り方

1 れんこんは皮をむいて飾り用に薄切りを数枚切り、残りはすりおろしてざるに入れ、軽く押して水けをきり、ボウルに入れて**A**を加えてよく混ぜる。

2 フライパンにごま油を熱し、**1**を5～6cm直径の円形になるように少しずつすくい入れて中火で焼く。れんこんの薄切りをのせ、焼き色がついたら返して両面色よく焼く。

3 器に盛り、薬味たっぷりチョカンジャンを添える。

材料（作りやすい量）

れんこん …… 約300g

A
- 白菜キムチ（粗みじん切り）…… 80g
- 塩 …… 小さじ1/6
- 片栗粉 …… 大さじ1
- 小麦粉 …… 大さじ1

ごま油 …… 大さじ1

薬味たっぷりチョカンジャン …… 適量

Memo

ごま油は、少ないときれいに焼けないので裏返したときに適宜足してください。

そばサラダ

そばはストレスによる胃の不調によい食材。野菜をたっぷり添え、たれをかけて召し上がれ！

腸活　胃弱　ストレス　疲労

材料（2人分）

そば（乾麺）…… 150g
貝割れ菜 …… 2パック
青じそ …… 10枚
ボイルわかめ（生食用）…… 60g

A
- 薬味たっぷりチョカンジャン …… 大さじ2
- 麺つゆ（2倍濃縮）…… 大さじ1
- フライドガーリック …… 小さじ2

作り方

1 貝割れ菜は半分に切り、わかめは食べやすく切り、青じそは手でちぎり、合わせて器に盛る。

2 そばは商品の表示通りにゆでて流水で洗い、冷水でしめたら水けをしっかりきる。

3 2をボウルに入れてAを加えて和え、1の上に盛る。

Memo

野菜とそばを合わせて食べるので、味が薄ければあとから薬味たっぷりチョカンジャンを足してください。

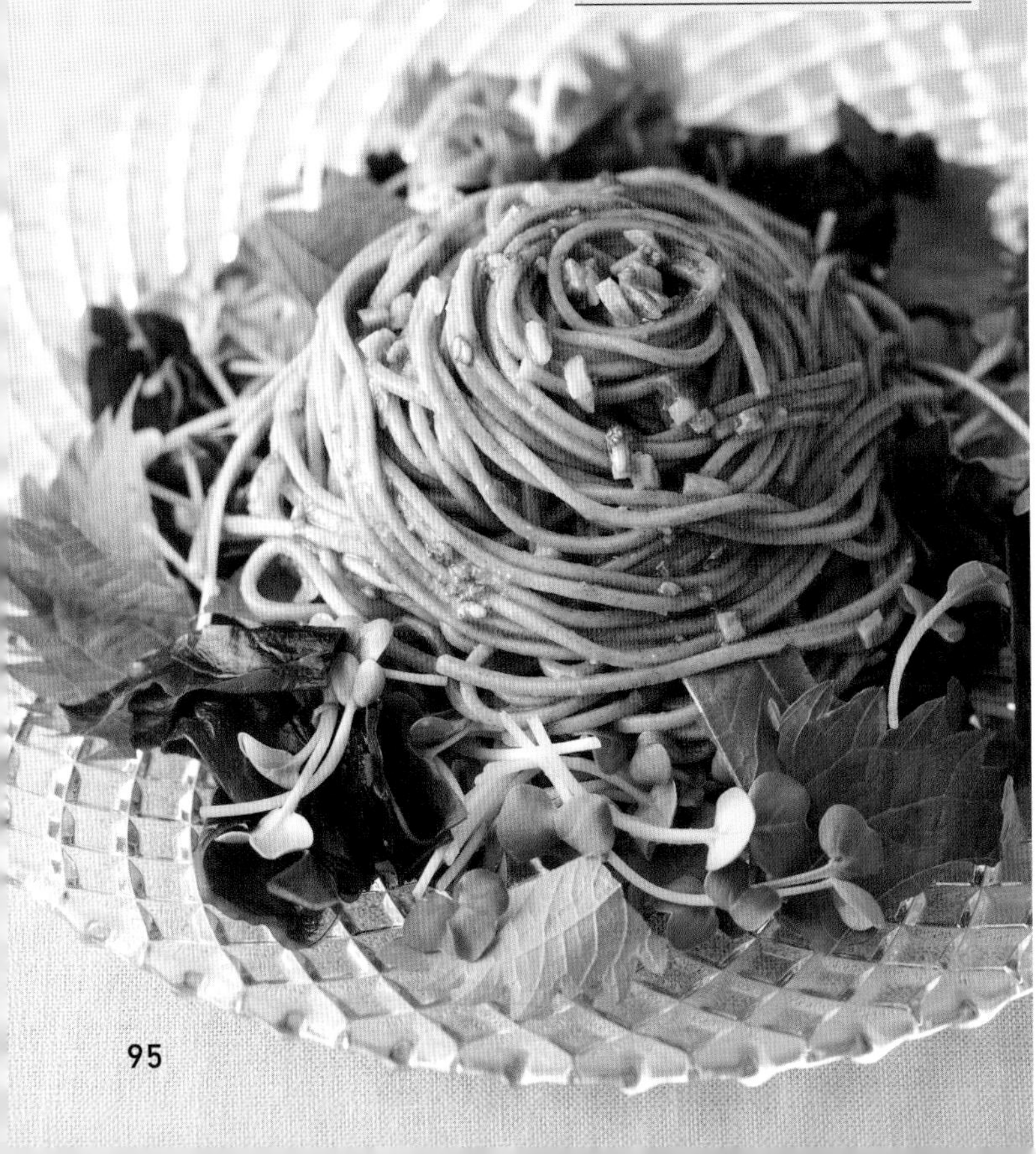

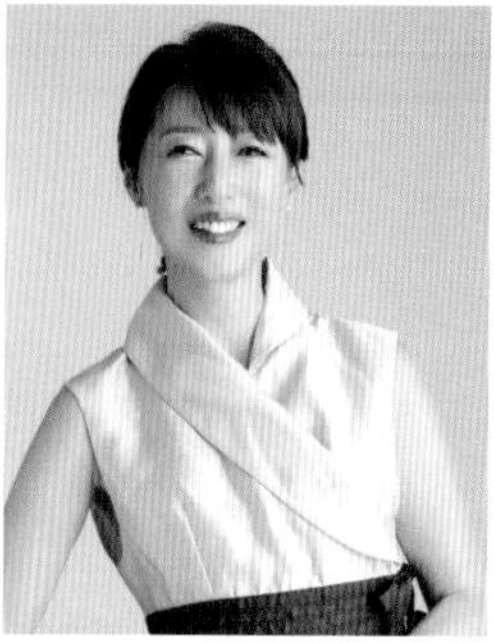

新開ミヤ子（しんかい みやこ）

薬膳料理・韓国料理研究家、国際中医師、国際中医薬膳師
鍼灸師・按摩・マッサージ・指圧師の国家資格を取得し、病院の理学療法室に勤務。その後、客室乗務員に転職し、国内外のフライトを通じてさまざまな食文化に触れる。退職後、北京中医薬大学日本校にて国際中医師、国際中医薬膳師の資格を取得し、2009年より「体の中からキレイと元気を作る」をテーマに薬膳料理教室“薬膳 Salon”を主宰。テレビ・雑誌などのメディアでも活躍中。薬日本堂の漢方スクール「漢方養生指導士コース」では13年間、講師を務めた。
https://yakuzencooking.jp/

Staff

調理アシスタント	飯田美奈、中塚由美
撮影	松永直子
スタイリング	宮澤由香
デザイン	GRiD（釜内由紀江、清水桂）
校正	ディクション株式会社
編集	キムアヤン

本書の内容に関するお問い合わせは、お手紙かメール（jitsuyou@kawade.co.jp）にて承ります。恐縮ですが、お電話でのお問い合わせはご遠慮くださいますようお願いいたします。

万能！　薬膳たれ

2024年1月20日　初版印刷
2024年1月30日　初版発行

著　者　新開ミヤ子
監　修　薬日本堂
発行者　小野寺優
発行所　株式会社河出書房新社
〒151-0051
東京都渋谷区千駄ヶ谷2-32-2
電話 03-3404-1201（営業）
03-3404-8611（編集）
https://www.kawade.co.jp/

印刷・製本　図書印刷株式会社

ISBN978-4-309-29374-5
Printed in Japan

監修　薬日本堂

1969年創業の日本最大の漢方専門店。一人ひとりの体質や悩みに合わせ、健康・美容をトータルにアドバイスする「ニホンドウ漢方ブティック」「カガエ カンポウ ブティック」「薬日本堂」を全国に展開。漢方の考え方をベースに健康的なライフスタイルを提案している。

NIHONDO
薬日本堂株式会社

店舗事業（3業態）

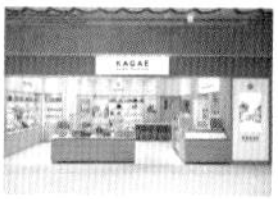
KAGAE KAMPO BOUTIQUE
カガエ カンポウ ブティック

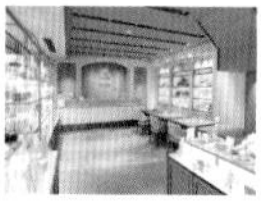
NIHONDO KAMPO BOUTIQUE
ニホンドウ漢方ブティック

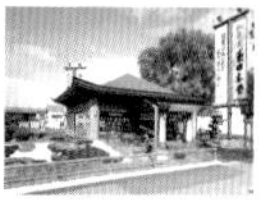
薬日本堂
薬日本堂

ニホンドウ漢方ミュージアム

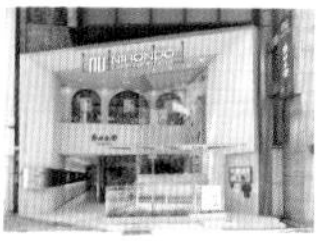
漢方ブティック

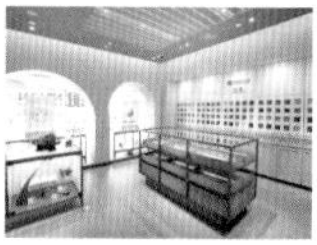
漢方ギャラリー

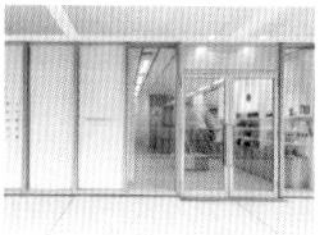
漢方スクール

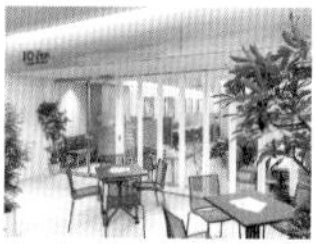
薬膳レストラン

薬日本堂　www.nihondo.co.jp
ニホンドウ漢方ミュージアム　www.nihondo.co.jp/shop/museum
薬日本堂漢方スクール　www.kampo-school.com
薬日本堂オンラインショップ　www.nihondo-shop.com